Ueber eine zweckmäßige Behandlung des Typhus.

Ein Beitrag zur wissenschaftlichen Begründung der Wasserheilkunde für Aerzte

von

Dr. E. Hallmann,

Mitgliede des Vereins für Heilkunde in Preußen und des Vereins für Wasserheilkunde und Gesundheitspflege.

Berlin,
Druck und Verlag von G. Reimer
1844.

Vorwort.

Diese Abhandlung war ursprünglich für die Medicinische Zeitung des Vereins für Heilkunde in Preußen bestimmt, in welcher ich in No. 38. 43. und 50. 51. des vorigen Jahrgangs drei kleinere „Beiträge zur wissenschaftlichen Begründung der Wasserkuren" veröffentlicht habe. Der in dem letzten dieser Beiträge beschriebene Typhusfall veranlaßte mich, die ältere Literatur der Wasserbehandlung des Typhus zu studiren, in der Absicht, eine Vergleichung zwischen der ältern und der Prießnitz'schen Wasserbehandlung dieser Krankheit anzustellen, und das Ergebniß dieser Vergleichung in einem vierten Artikel mitzutheilen. Das reiche Material, welches ich wider Erwarten vorfand, regte in mir einige Gedanken an, die mir wichtig genug schienen, um ihrer Verfolgung acht Monate unausgesetzter Arbeit zu widmen. So ist statt des Journalartikels eine Monographie entstanden, welche ich hiermit dem Urtheile des ärztlichen Publicums vorzulegen wage.

Ich habe die von Henle in der Zeitschrift für ration. Med. Jahrgang I. S. 1 ff. gegebenen Andeutungen über die Trennung der empirischen von der rationellen Medicin in dieser ganzen Untersuchung durchzuführen und bei Gelegenheit der Durchführung weiter zu entwickeln mich bemüht. Der ganze rationelle Theil verdankt seine Entstehung dem Versuche, die von Henle in seinen verschiedenen Arbeiten niedergelegten Ansichten zur physiologischen Pathologie auf den besondern Gegenstaud meiner Abhandlung anzuwenden. Ich schätze an diesem Schriftsteller zwei Eigenschaften, welche mir von vorn herein großes Zutrauen zu seinen pathologischen Ansichten erweckt haben. Er besitzt vollständig und aus eigener Beobachtung die anatomischen und physiologischen Thatsachen, von deren Kenntniß die Beurtheilung pathologischer Vorgänge ausgehn muß, wenn sie einige Sicherheit gewähren soll. Er ist ferner ein methodischer Denker, der sich nicht vor den Consequenzen seiner eigenen Sätze scheut, sondern den seltenen Muth besitzt, dieselben sowohl nach oben als nach unten bis an's Ende auszudenken, und dessen physiologische und philosophische Grundansichten daher frei von Widersprüchen sind. Ich bin deshalb den Ansichten Henle's auch über pathologische Gegenstände vorzugsweise gefolgt, so lange sie mir die Erscheinungen ungezwungen zu erklären schienen. In denjenigen Fällen aber, wo sie für die Erklärung des Einzelnen nicht ausreichten, oder gar mich mit den Thatsachen in Widerspruch setzten, habe ich natürlich den letztern den Vorzug gegeben, und mir meine eigenen Ansichten aus den Thatsachen zu bilden gesucht. Ich bin stets der Meinung gewesen, daß der Verfasser einer wissenschaftlichen Untersuchung, wenn sie diesen Namen verdienen soll, die Selbstverleugnung besitzen müsse, sich seinem Gegenstande vollständig unterzuordnen. Hat er diese erste und schwere Pflicht erfüllt (und ich bin mir bewußt, redlich danach gestrebt zu haben), so hat er sich dadurch das Recht erworben, auch alle andern Personen mit unpartheiischer Strenge der Sache nachzusetzen. Ueberall bin ich bemüht gewesen, den thatsächlichen Gehalt unserer Kenntnisse möglichst rein herauszustellen, und die Erklärungen möglichst nahe den Thatsachen anzuschließen. Sollte ich dennoch wider Willen an einer oder der andern Stelle weiter gegangen sein, als ich berechtigt war, so wage ich, auf einige Nachsicht bei Denen zu rechnen, welche aus eigener Erfahrung wissen, wie schwierig die Erwerbung einer völligen Unbefangenheit in dieser Hinsicht ist.

Berlin, den 10. Juli 1844.

E. Hallmann.

Inhaltsverzeichniß.

I. Empirischer Theil.

II. Rationeller Theil.

Ueber

eine zweckmäßige Behandlung

des Typhus.

I.

Empirischer Theil.

Einleitung.

1. Ueber den Begriff Typhus.

Um den Leser nicht in Zweifel zu lassen, ob eine gewisse Art des Typhus und welche auf dem Titel gemeint sei, erkläre ich, daß jeder Typhus gemeint ist, und daß ich nur Eine Art Typhus annehmen kann. Zur Rechtfertigung dieser Erklärung bin ich genöthigt, mich kurz über den Begriff auszusprechen, den ich bei dem jetzigen Zustande unserer Kenntnisse mit dem Worte Typhus verbinden zu müssen glaube.

Wenn Krankheiten verschiedene Arten (Species) sein sollen, so müssen sie sich durch beständige Merkmale unterscheiden; namentlich dürfen diejenigen Merkmale, durch welche sie sich unterscheiden sollen, nicht zusammen vorkommen. Nun hat es mir aber, ungeachtet eines aufmerksamen Studiums klassischer Schriften über den Typhus, — als solche nenne ich vor allen die Monographie von Hildenbrand [1]) und den 3. Band von Andral's Clinique médicale [2]) und setze die Kenntniß derselben bei dem Leser voraus — nicht gelingen wollen, specifische, d. h. durch beständige Merkmale

---

[1]) J. V. v. Hildenbrand Ueber den ansteckenden Typhus. 2. Aufl. Wien 1815.

[2]) Andral Clinique médicale. 3. édit. T. III. Bruxelles 1838.

charakterisirte Verschiedenheiten in derjenigen Krankheit, die wir Typhus nennen, aufzufinden.

Was zunächst die durch die Benennung Petechialtyphus und Abdominaltyphus hervorgehobenen beiden Merkmale, die Petechien und die Darmgeschwüre betrifft, so ist es nicht schwer zu zeigen, daß dieselben nicht als Unterscheidungsmerkmale benutzt werden können, aus dem einfachen Grunde, weil sie häufig zusammen vorkommen. Das für den sogenannten Petechialtyphus zuerst von Hildenbrand [1]) und J. J. Reuß [2]) beschriebene rothfleckige Ansehn der Haut, welches Fuchs [3]) auch kürzlich wieder als das wahre Petechialexanthem bezeichnet und von den falschen Petechien, purpura minima, sorgfältig unterschieden hat, ist von Andral [4]) in vielen Fällen mit Darmgeschwüren zusammen beobachtet worden, und kommt auch bei uns gar nicht selten bei Individuen vor, bei denen die Leichenöffnung nachher eine typhöse Entzündung und Geschwürsbildung auf der Krummdarmschleimhaut nachweist. Andrerseits geht es aus Hildenbrand's zuverlässiger Beschreibung des sogenannten Petechialtyphus mit der allergrößten Wahrscheinlichkeit hervor, obgleich er nirgends das Wort „Darmgeschwüre" ausspricht (auf welche man damals noch nicht aufmerksam war), daß in der sehr großen Zahl der von ihm beobachteten Fälle das Vorhandensein der typhösen Entzündung und Geschwürsbildung die Regel, das Fehlen derselben die Ausnahme war. Ich führe von den hierhergehörigen Stellen [5]) nur folgende

[1]) S. 49—53.

[2]) Wesen der Exantheme, 1. Theil. Aschaffenburg 1814. (citirt bei Hildenbrand S. 52).

[3]) Die krankhaften Veränderungen der Haut, 3. Abtheilung. Göttingen 1841. S. 1240, 1248.

[4]) Taches rosées lenticulaires a. a. O. S. 383 ff.

[5]) Man findet sie vollständig a. a. O. S. 63 f. 99 f. 141. 144.

drei an: S. 64: „Immer entsteht“ (im nervösen Stadium) „eine Geneigtheit zu öftern und flüssigen Stuhlgängen, welche äußerst übelriechend und einigermaaßen wirklich faulicht sind. Unausbleiblich erscheinen wenigstens leichte Schmerzen in den Gedärmen, welche dem Kranken bei stärkerer Befühlung des Unterleibes merkbar werden. Diese bald leichtern bald heftigern Entzündungen der Gedärme gehören zu den stabilen Charakteren des Typhus in diesem Zeitraume, denn gänzlich fehlen sie niemals, und in Leichen findet man immer Spuren davon. Ihnen mehr als den Unreinlichkeiten des Darmkanals ist Aufblähung des Unterleibes (meteorismus) zuzuschreiben, welche beim Typhus eine ebenso unwandelbare Erscheinung in diesem Zeitraume ist, als es die erwähnten Entzündungen selbst sind.“

S. 141. „Wenn aber F. Marcus das Wesen des Typhus einzig in der Gehirnentzündung finden will, so suchet er wahrlich das Ganze in einem Theile. Man könnte den Typhus mit ebendemselben Rechte eine Gedärmentzündung nennen; denn es giebt keinen Typhus ohne entzündliches Leiden der Gedärme und dessen treuen Gefährten, den Meteorismus. Ja im Typhus sind alle Schleimhäute entzündet, und ebendaher auch die Schleimhäute der Gedärme und des Gehirns [1]). Inzwischen ist der Ausdruck Entzündung unrichtig ..... höchstens könnte man den krankhaften Zustand der Schleimhäute beim Typhus nur entzündungsartig nennen.“

---

154 f. 233. 235 f. Hildenbrand erwähnt S. 144, daß schon M. Stoll auf den unausbleiblichen entzündungsartigen Zustand der Darmschleimhaut in Faulfiebern aufmerksam gemacht habe.

[1]) Hildenbrand zählte die Arachnoidea zu den Schleimhäuten (sie hat in den Ventrikeln Flimmerepithelium).

S. 236. „Ich fand diese Gedärmentzündungen überhaupt äußerst hartnäckig und gefahrvoll; beinahe bösartiger als selbst dergleichen Entzündungen im Kopfe, und glaube, daß sie eine der größten und häufigsten Ursachen der Sterblichkeit im Typhus sind. Auch sind sie mit den Kopfentzündungen in der größten Verbindung."

Hat denn der alte Hildenbrand den Petechial- oder den Abdominaltyphus beschrieben? Keines von Beiden hat er gethan, sondern er hat den Einen, wahren Typhus beschrieben, bei dem sowohl die hellrothen Petechien als die Darmgeschwüre sehr häufige Erscheinungen sind [1]). So häufig nun auch diese beiden Erscheinungen sind, so ist doch weder die eine noch die andere zum Typhus unentbehrlich, und schon aus diesem Grunde würde, auch wenn diese beiden Erscheinungen nicht zusammen vorkämen, die Eintheilung aller bei uns vorkommenden Typhusfälle in Petechial- und Abdominaltyphus als eine auf strenggenommen unwesentliche, unbeständige Merkmale gegründete zu verwerfen sein.

---

[1]) Fuchs citirt (a. a. O. S. 1236) Hildenbrand als einen trefflichen Autor über den Petechialtyphus, und behauptet gleich darauf, daß dem Abdominaltyphus die wahren Petechien und dem Petechialtyphus die Darmgeschwüre fehlen. Das Fehlen der Darmgeschwüre in Typhusfällen, die ansteckend und von einem rothfleckigen Exanthem begleitet sind (das sollen doch am Ende die charakteristischen Merkmale des Petechialtyphus Fuchs sein), kann man nach den von mir angeführten Stellen auf Hildenbrand's Autorität gewiß nicht gründen. Was hilft es auch, zwei Typhusspecies durch unerhebliche Merkmale von einander unterscheiden zu wollen, wenn man doch am Ende zugiebt (Fuchs S. 1248), daß Entero- und Porphyrotyphus ihre Verwandtschaft durch Zwischenformen an den Tag legen, und selbst vorher (S. 1245) einen Porphyrotyphus gastricus aufgestellt hat, in welchem man beide Species zusammenwirft?

Es stellt sich also das Bedürfniß heraus, die Frage zu beantworten, welches die wesentlichen Merkmale des Typhus sind?

Diese Frage ist eine rein logische, zum Behufe der systematischen Anordnung, der Klassification zu lösende. Die Krankheitsspecies ist ein Begriff. Die beständigen oder wesentlichen Merkmale des Typhus sind die Merkmale des Begriffs Typhus: denn der Begriff besteht wesentlich aus Merkmalen; das Was oder der Inhalt des Begriffs sind Merkmale, nicht die Dinge und deren innere Natur. Das einzelne Ding (der einzelne Typhusfall) kann neben den wesentlichen Merkmalen, die den Begriff des Dinges zusammensetzen, auch unwesentliche haben, d. h. solche, von denen man bei der Bildung des Begriffs (der Krankheitsspecies) absieht. Begriff der Krankheit, Species, specifischer Charakter, Krankheitsname, diese Wörter sind gleichbedeutend.

Der in dem einzelnen Falle erkannte Charakter der Species ist die Diagnose der Krankheit. Die Merkmale des Krankheitsbegriffs müssen sich im Verlauf jedes einzelnen regelmäßigen Falles als die charakteristischen Symptome, welche eben die Diagnose ausmachen, herausfinden lassen. Man kann die charakteristischen Symptome einer Krankheit kennen, und die Diagnose derselben stellen, ohne sich über die innere Natur oder das Wesen des Krankheitsprocesses im realen Sinne Rechenschaft geben zu wollen, oder ohne im Stande zu sein, dies zu thun. Wir befinden uns sogar den meisten Krankheiten gegenüber in diesem Falle.

Es ist sehr wichtig darauf zu achten, daß das Wort „wesentlich" im logischen Sinne in einer ganz andern Beziehung genommen wird, als im realen Sinne. Im logischen Sinne bezieht es sich auf das Gedankending Begriff, und heißt soviel als zum Begriff gehörig, beständig, charakteristisch: im realen Sinne bezieht es sich auf den Naturproceß und heißt soviel als zur innern Natur (zum Wesen) des Dinges gehörig. Indem ich in dieser Einleitung die wesentlichen Merkmale des Typhus, d. h. die Merkmale des Begriffs Typhus im logischen Sinne bespreche, so sage ich damit, und in dem empirischen Theile überhaupt, über die wesentlichen Erscheinungen des Krankheitsvorganges Typhus im realen Sinne noch gar nichts aus: oder wenn ich es thun sollte [1]), so habe ich doch nicht die Absicht, es zu thun, und

[1]) Die charakteristischen Merkmale des Krankheitsnamens, der Krankheitsart können zugleich wesentliche Erscheinungen des Krankheitsvorganges bezeichnen. Es ist aber nicht nothwendig, daß die charakteristischen Merkmale im logischen Sinne der Zahl und der Benennung nach mit den wesentlichen Erscheinungen im realen Sinne zusammenfallen. Die charakteristischen Merkmale brauchen das Wesen der Krankheit nicht erschöpfend anzugeben. Sie thun dies namentlich in denjenigen häufigen Fällen nicht, wo eine Krankheitsfamilie aus mehreren Gattungen und eine Gattung aus mehreren Arten besteht und wo man zur Charakterisirung der Arten nur die zur Unterscheidung hinreichenden und unerläßlichen, die der Art eigenthümlichen Merkmale anzuführen pflegt, während man die der Gattung oder der Familie gemeinsamen Merkmale als bekannt voraussetzt und bei der Charakterisirung der Art nicht jedesmal wiederholt. Diese gemeinsamen Merkmale können aber gerade wesentliche Erscheinungen des Krankheitsvorganges im realen Sinne enthalten. So z. B. ist die Erhöhung der Eigenwärme allen Fiebern und in einem ausgezeichneten Grade allen acuten Exanthemen gemeinsam und eine wesentliche Erscheinung eines jeden dieser Krankheitsvorgänge im realen Sinne. Habe ich nun die Absicht, das Scharlachfieber, die Pocken und den Typhus von einander zu unterscheiden, so sehe ich von der Temperaturerhöhung, welche diesen drei Krankheiten gemeinsam ist, ab, und brauche dieselbe bei der Bestimmung des specifischen Charakters einer dieser Krankheiten gar nicht ausdrücklich anzuführen. Andrerseits brauchen auch gerade die zur Unterscheidung der Art nothwendigen besondern Merkmale gar nicht wesentliche Erscheinungen des Krankheitsprocesses im realen Sinne zu bezeichnen.

schon hier dadurch irgend etwas zu erklären, da die Erklärung der Vorgänge ganz allein dem rationellen Theile angehört.

Wesentlich sind nun für die Krankheit, welche wir Typhus nennen, meiner Meinung nach folgende Merkmale: (die Zahl derselben kann vielleicht vermindert, sie braucht aber wahrscheinlich nicht vermehrt zu werden. Von dem ersten Merkmale kann nicht verlangt werden, daß es sich im Verlaufe der Krankheit als charakteristisches Symptom auffinden lasse, weil es sich auf die Entstehung der Krankheit bezieht, also der Krankheit vorhergeht. Ich glaube es aber dessen ungeachtet als zum Begriff der Krankheit wesentlich voranstellen zu müssen).

1. Die miasmatisch-contagiöse Entstehung. Die Krankheit kommt, dieser Entstehung zufolge, sporadisch, endemisch, epidemisch und contagiös vor [1]).

---

[1]) Der ächte von Hildenbrand beschriebene Typhus ist weder immer durch Contagion entstanden, noch immer selbst contagiös. Der in der Med. Ver.-Zeit. 1843, No. 50. 51. mitgetheilte Fall war sicher ein ächter Typhus nach Hildenbrand, er war aber weder durch Ansteckung entstanden, noch selbst ansteckend. Einen solchen Fall nennen wir einen sporadischen, und wollen durch diese Benennung die Annahme ausdrücken, daß er durch Miasma, d. h. durch eine nicht von einem kranken Individuum mitgetheilte, sondern aus der Atmosphäre herrührende Schädlichkeit erzeugt sei. Wir statuiren nicht, daß irgend ein Typhus durch eine psychische Alteration, z. B. durch Aerger erzeugt sei. Für diese Annahme giebt es durchaus keinen Beweis, sondern nur Gründe der Analogie, die von andern miasmatisch-contagiösen Krankheiten hergenommen sind. Hildenbrand unterschied nicht, wie man es jetzt zu thun gewohnt ist, Miasma und Contagium (Siehe a. a. O. S. 111 ff. 285 ff.). Ich bemerke dies ausdrücklich, um dem Mißverständniß zuvorzukommen, als befände ich mich im Widerspruch mit Hildenbrand, mit dem ich völlig übereinstimme. Durch seinen Titel „Ueber den

2. Die eigenthümlich-entzündliche Affection der Schleimhäute. Der Bronchialkatarrh fehlt nie [1]). Die eigenthümliche typhöse Entzündung kann sich außerdem auf die Darmschleimhaut und auch auf alle übrigen Schleimhäute erstrecken.

3. Die eigenthümliche Mischungsveränderung des Blutes.

4. Die eigenthümliche Betäubung, Gehirnaffection.

5. Der typische Verlauf, welchen Hildenbrand so schön nach der Natur gezeichnet hat; und in diesem Verlaufe

6. die Hauptkrise durch die Haut, gewöhnlich am 14. Tage nach dem Eintritt des Fieberfrostes.

Der eigentliche Schauplatz und Heerd des Typhus, in so fern derselbe die festen Theile des Körpers afficirt, sind also die Schleimhäute [2]). Unter diesen ist die Schleimhaut der Luftwege stets und in allen Fällen ergriffen. Danach ist also, wenn wir die Krankheit anatomisch nach ihrem Sitze in den festen Theilen benennen wollen, jeder Typhus ein Bronchotyphus [3]). Der Typhusproceß kann sich auf die Schleimhaut der Luftwege allein beschrän-

---

ansteckenden Typhus" wollte Hildenbrand nur das erste wesentliche Merkmal der Krankheit, die uns beschäftigt, nämlich die miasmatisch-contagiöse Entstehung, bezeichnen.

[1]) Hildenbrand S. 142. 293. — Rokitansky Handbuch der patholog. Anatomie, Bd. III. Wien 1842. S. 25.

[2]) Und in Folge davon nach Rokitansky (a. a. O. S. 26. 242. 256) auch die Lymphdrüsen, sowohl die Bronchial- als die Mesenterialdrüsen.

[3]) In diesem Namen ist die Bronchialschleimhaut statt des ganzen Tractus der Schleimhaut der Luftwege von der Mund- und Nasenöffnung an bis zu den Lungenbläschen genannt, nach dem Gebrauche a potiori fit denominatio.

ken. Er kann sich aber auch von da nach 2 Seiten hin ausdehnen, nämlich nach der äußern Haut und nach der Darmschleimhaut, und auf jener einen eigenthümlichen rothfleckigen Ausschlag, auf dieser eine typhöse Entzündung hervorbringen, welche entweder auf dem Stadium der Congestion gehemmt bleibt [1]), oder aber, und dies ist der häufigere Fall, bis zur Verschwärung der Peyer'schen Drüsengruppen fortschreitet.

Diese beiden Ausdehnungen des Typhusprocesses können beide fehlen: der Typhus hört dadurch nicht auf Typhus zu sein; deswegen sagte ich oben, daß weder die Petechien noch die Darmgeschwüre wesentliche Merkmale des Typhus seien. Beide Ausdehnungen des Typhusprocesses können zugleich vorhanden sein: Hildenbrand und Andral haben das Hautexanthem und die Darmgeschwüre zugleich beobachtet. Endlich drittens kann Eine von diesen beiden Ausdehnungen allein vorhanden sein: es können Petechien ohne Darmgeschwüre, und Darmgeschwüre ohne Petechien vorkommen [2]).

Diejenigen Fälle, in denen der Typhusproceß die eine oder die andere der beiden genannten Ausdehnungen nimmt, haben die Schriftsteller einseitig herausgegriffen, und darauf die beiden Species Petechialtypus (auch exanthematischer Typhus) und Abdominaltyphus (auch Entero- oder Ileotyphus) gründen wollen; offenbar mit Unrecht, weil dabei die wesentliche (beständige) Grundlage des Typhus die Affection der Bronchialschleimhaut, vernachläßigt ist, und dagegen zwei

---

[1]) Rokitansky's diffuser Typhusproceß auf der Darmschleimhaut, a. a. O. S. 248.

[2]) Diejenigen Fälle, in denen Petechien sei es mit oder ohne Darmgeschwüre vorhanden sind, scheinen häufiger contagiös zu sein, als diejenigen, in denen der Typhus nicht die Ausdehnung nach der äußern Haut nimmt.

Merkmale hervorgehoben und einander gegenübergestellt sind, welche erstens nicht wesentlich (beständig) sind, und zweitens zusammen vorkommen können.

Will man das Wort Bronchotyphus gebrauchen, so muß man es ganz gleich Typhus setzen, und kann dann unter Petechialtyphus und Ileotyphus zwei auf gleiche Weise dem Typhus = Bronchotyphus als Species untergeordnete Varietäten verstehn, nimmermehr aber zwei Species, in welche die Krankheit Typhus als Gattung auseinanderfiele [1]).

[1]) Ich nehme also die Benennungen Bronchotyphus und Ileotyphus nicht in dem Sinne wie Rokitansky, dessen Bronchotyphus mit dem Petechialtyphus der übrigen Schriftsteller zusammenfällt: denn er sagt a. a. O. S. 26. 105, daß der Bronchotyphus ohne Zweifel dem exanthematischen, ansteckenden Typhus und höchstwahrscheinlich auch den in der Mehrzahl der Fälle ohne Darmleiden verlaufenden irischen und nordamerikanischen Typhen zum Grunde liegt, und spricht seinem primitiven Bronchotyphus, um den es sich hier eben handelt, die Darmgeschwüre ab. Damit sind also nur wieder die bisherigen beiden Species (Bronchotyphus = Petechialtyphus und Ileotyphus = Abdominaltyphus) angenommen. Es drängt sich hier nothwendig die Frage auf: Hat denn Rokitansky nie in Leichen von Typhuskranken, die das ächte Hautexanthem gehabt hatten, Darmgeschwüre gefunden? Der Typhus ist doch in Wien derselbe geblieben, seitdem Hildenbrand im J. 1815 (S. 18) schrieb: „Den gemeinen Typhus, welchen ich hier behandele, beschreibe ich aus einer Fülle von unzähligen äußerst genauen Beobachtungen, welche nun jeder Arzt mit den seinigen vergleichen kann, da diese Krankheit in der Praxis nicht selten ist." Ich weiß dies Räthsel nicht anders zu lösen als durch folgende Vermuthung über die Art und Weise, wie Rokitansky zur Aufstellung einer Species Bronchotyphus (den Pneumotyphus einbegriffen) gegenüber dem Ileotyphus gekommen sein mag: Rokitansky fand in allen Typhusleichen die Bronchialschleimhaut mehr oder weniger afficirt. Fand er nun außerdem Darmgeschwüre, so nannte er den Fall einen primitiven Ileotyphus und erklärte die Affection der Bronchialschleimhaut für secundär. Fand er keine Darmgeschwüre,

Dies scheint mir, nachdem ich Alles wohl erwogen habe, das Einzige zu sein, was man bei dem jetzigen Stande unserer Kenntnisse von den Merkmalen des Typhus erfahrungsmäßig aussagen kann, ohne sich in Widerspruch mit sich selbst zu setzen und sich und Andere zu verwirren.

2. Ueber den Begriff einer zweckmäßigen Behandlung. — Aufgabe des empirischen Theils.

Wenn ich nun behaupte, daß die im Folgenden darzulegende Behandlung auf jeden Typhus anwendbar ist, so beruht diese Behauptung nicht auf der vorstehenden Erörte-

---

sondern nur eine typhöse Congestion auf der Darmschleimhaut (oder gar keine Affection derselben), so nannte er den Fall einen primitiven Bronchotyphus und erklärte die Affection der Darmschleimhaut für secundär. Hat man auf diese Weise eine Species „primitiver Bronchotyphus" gewonnen, so kann man freilich von ihr aussagen, daß sie nie mit Geschwürsbildung auf der Darmschleimhaut combinirt sei, ja man muß es thun, weil diese Species nur auf dem Wege der Ausschließung aller Fälle von Darmgeschwüren gewonnen worden ist. Dabei hat man aber die Species nur vorausgesetzt, nicht nachgewiesen, und dieselbe existirt nicht, wenn sie sich nicht durch anderweitige Merkmale charakterisirt. Rokitansky hatte nun also die beiden Species Bronchotyphus und Ileotyphus. Da er die Leichen und nicht die Kranken sieht, so sieht er auch kein Exanthem, ist auch vielleicht nicht immer genau unterrichtet, ob das ächte Exanthem während des Lebens beobachtet worden ist. Er folgte nun der allgemeinen Annahme, wonach Darmgeschwüre und Petechien nicht zusammen vorkommen, und konnte demgemäß das Petechialexanthem nicht dem Ileotyphus zuschreiben; es blieb also nichts übrig, als es dem Bronchotyphus beizulegen, und so geschah es, daß wir bei ihm unter neuen Namen die beiden alten Species wiederfanden. — Die Autorität Rokitansky's ist so groß, daß ich diese Vermuthung kaum auszusprechen wage, aber ich kann mir nicht anders helfen und bitte, wenn ich irre, um Belehrung.

rung von der Einheit des Typhus als Krankheitsspecies. Diese Erörterung ist lediglich aus dem von mir gefühlten logischen Bedürfniß, dem Widerspruche zu entgehn, entstanden, nicht aber aus dem praktischen Bedürfniß, welches man bei mir vielleicht vermuthen könnte, nur Eine Art von Typhus anzuerkennen, um mir dadurch von vorn herein das Recht zu erwerben, Eine und dieselbe Behandlung in jedem Falle anwenden zu dürfen.

Die Berechtigung zur Anwendung der Behandlung, welche ich im Sinne habe, beruht auf dem Umstande, daß die jene Behandlung anzeigenden Bedingungen in jedem Typhusfalle, man mag so viele Species und Varietäten annehmen wie man will, gegeben sind, daß jene Behandlung eine für jeden Typhus zweckmäßige ist.

Zu einer zweckmäßigen Behandlung ist erforderlich, daß der Arzt:

1) sich des Zweckes oder der Zwecke, deren Erreichung er sich erfahrungsmäßig vorsetzen muß, um die Krankheit zu heilen, deutlich bewußt sei; und daß er
2) ein diesem Zwecke oder diesen Zwecken angemessenes Mittel anwende, d. h. ein Mittel, welches er so in seiner Gewalt habe, daß es nicht weniger und nicht mehr leiste, als es gerade soll.

Ein solches Mittel ist für jeden Typhus das Wasser. Dies nachzuweisen ist die Aufgabe, welche ich mir in dem empirischen Theile dieser Abhandlung gestellt habe.

Durch das vergleichende Studium derjenigen Behandlungsweisen des Typhus, welche sich in der Geschichte der Medicin als die glücklichsten erwiesen haben, nämlich der verschiedenen Anwendungsweisen des Wassers von Currie und Prießnitz, glaube ich die Zwecke herausgefunden zu haben, welche sich der Arzt bei der Behandlung dieser Krankheit vorsetzen muß. Ich werde nun zuerst die verschiedenen Anwendungsweisen des Wassers im Typhus und ihre Ergebnisse historisch darlegen und dann aus dieser Darlegung die Zwecke der Typhusbehandlung nachweisen und zugleich zu zeigen suchen, daß das Wasser das angemessenste Mittel zur Erreichung dieser Zwecke ist.

I. Geschichtliche Uebersicht der Wasserbehandlung des Typhus, von Currie bis Prießnitz.

1. Currie's Beobachtungen.

Die englische Literatur unseres Gegenstandes ist in dem Werke enthalten, welches den Titel führt:

J. Currie Medical reports on the effects of water, cold and warm, as a remedy in fever and other diseases. Liverpool 1797. 8. Second edition 1798. — Vol. the second 1804.

J. Currie Ueber die Wirkungen des kalten und warmen Wassers im Fieber und andern Krankheiten, nach der 2. Ausgabe aus dem Engl. übersetzt von C. F. Michaelis. Leipzig. C. G. Weigel. 1801. 8. — Zweiter Band übersetzt von F. H. Hegewisch, mit einer Vorrede des Uebersetzers und einer andern von J. D. Brandis in Kiel. Leipzig. C. G. Weigel 1807. (Die im Folgenden vorkommenden Citate beziehn sich auf die Uebersetzung).

Im September des Jahres 1777 führte Dr. W. Wright auf der Fahrt von Westindien nach England an sich selbst folgende Behandlung aus: Am Nachmittage des 5. Tages, nachdem er sich in Folge von Ansteckung durch einen am Typhus verstorbenen Matrosen krank gefühlt hatte, stellte er sich entkleidet auf das Verdeck, und ließ sich 3 Eimer Seewasser über den Kopf gießen. Am Abend desselben Tages wurde die Uebergießung wiederholt. Verschwinden des Kopfschmerzes, Schweiß und ruhiger Schlaf waren die Folgen dieser Behandlung.

Am folgenden Morgen war das Fieber verschwunden. Um einem Rückfalle vorzubeugen, ließ Wright die Uebergießung noch an diesem und dem folgenden Tage Morgens und Abends wiederholen und blieb gesund.

Nachdem die Nachricht von dieser glücklichen Kur durch zufällige Verspätung erst im J. 1786 veröffentlicht war, wendete Currie die Uebergießungen im December 1787 im Krankenhause in Liverpool bei 7 vom Typhus befallenen weiblichen Kranken an, welche sämmtlich genasen. Im Juni 1792 wurden 58 Mann eines in Liverpool liegenden Infanterieregiments in Folge eines Contagiums, welches sich in der Wachtstube entwickelt hatte, vom Typhus ergriffen. Dieser Typhus hatte, wie alle von Currie in Liverpool in einem Zeitraume von 16 Jahren beobachteten Epidemien, einen adynamischen Charakter und bot folgende Symptome dar: Große Mattigkeit, dumpfer Kopfschmerz, Röthe der Augen, Husten mit Schleimauswurf, in dem sich zuweilen Blutstreifen zeigten; Puls von 100—130 Schlägen, klein und schwach; Temperatur unter der Zunge 38°,3—39°,4 C.; in der 2. Woche Petechien; in einigen Fällen Delirien. Blutentziehungen wurden durchaus nicht vertragen. Die sämmtliche gesunde Mannschaft mußte täglich auf Currie's Anrathen in der See baden. In 14 Tagen wurde dadurch der Verbreitung der Ansteckung Einhalt gethan. Von den 58 Angesteckten starben 2, denen Blut gelassen war. Die übrigen 56 wurden mit Seewasser von 15° C. Temperatur und 3 Proc.

Salzgehalt [1]) übergossen. Bei 26 derselben wurde dadurch die weitere Entwicklung der Krankheit abgeschnitten. Die übrigen 30 genasen, nachdem sie die Krankheit in ihrem ganzen Verlaufe durchgemacht hatten.

Bis zum Ende des J. 1792 hatte Currie bereits mehr als 150 Fälle von Typhus aufgezeichnet, deren Heilung vorzüglich den kalten Uebergießungen zuzuschreiben war. In diese Zahl waren diejenigen Fälle, in denen durch frühzeitiges Uebergießen die Entwicklung der Krankheit abgeschnitten war, nicht mit aufgenommen. Später führte Currie kein Verzeichniß mehr.

Durch genaue Beobachtung gelangte Currie zu bestimmten Grundsätzen über die Anwendung der Uebergießungen im Typhus, welche sich so zusammenfassen lassen.

Die kalten Uebergießungen sind ganz besonders in denjenigen Fällen zu empfehlen, denen ein Contagium zum Grunde liegt. Man wende sie so früh wie möglich an, am besten sogleich in der ersten Fieberhitze, die auf die Ansteckung folgt. In den ersten 3 Tagen hat man gerechte Hoffnung, auf diese Weise die Krankheit gänzlich abzuschneiden. Obwohl man nach dem 3. Tage dies schwerlich mehr erwarten darf, so wende man dies Mittel doch zur Erleichterung und temporären Minderung der Symptome und zur Beschleunigung und Sicherung der Genesung in allen Fällen an, wo die folgende Hauptbedingung stattfindet: diese Bedingung ist, daß die Hitze des Patienten nicht etwa nur scheinbar, sondern wirk-

[1]) Currie sagt I, 32., daß das an der Mündung des Merseyflusses geschöpfte Wasser, dessen er sich bediente, beinahe den 33. Theil Salz enthielt, und nicht 33 Theile, wie Fabricius (das Ganze der Heilkunst mit kaltem Wasser. Leipzig. Geibel. 1834. S. 287) angiebt, der übrigens die vor Prießnitz in der Geschichte der Medicin vorkommenden Wasseranwendungen in seinem Buche lehrreich zusammengestellt hat.

lich, d. h. mit dem Thermometer gemessen, und dauernd die Normaltemperatur des menschlichen Körpers übersteige. Das Begießen mit kaltem Wasser muß daher nie während des Stadiums der Fieberkälte, sondern immer im Stadium der Fieberhitze und zwar in der Akme derselben geschehn. Currie begoß meistens zwischen 6 und 9 Uhr Abends. Das Mittel ist nur da angezeigt, wo neben der übermäßigen Hitze die Haut trocken ist. Jeder allgemeine Schweiß verbietet den Gebrauch desselben, ganz besonders ein Schweiß, der schon einige Zeit im Fluß ist. Jemehr die Hitze den Normalgrad übersteigt, desto kälter nehme man das Wasser. In dem Grade, wie sie abnimmt, also in der spätern Zeit der Krankheit und in der Convalescenz, oder auch in Fällen, wo der Kranke ungeachtet der abnormen Hitze öfter noch fröstelt, wende man kühle und laue Begießungen oder Waschungen von halb Essig halb Wasser an.

Das kalte Wasser, welches Currie anwendete, hatte im Winter eine Temperatur von 5°,5 — 10° C., im Sommer gewöhnlich 15° C. Kühl nennt er Wasser von 24° — 30° C., lau von 30° — 36° C. Er nahm zu seinen Begießungen in der Regel Seewasser oder Brunnenwasser, in welchem Seesalz aufgelöst war [1]), seltener reines Brunnenwasser.

Die von Currie beobachteten beständigen Wirkungen des kalten Sturzbades sind: Minderung der Hitze auf kürzere oder längere Zeit, Verschwinden auch des heftigsten Kopfschmerzes und des Deliriums, bedeutend geringere Frequenz des Pulses, Verwandlung der dürren Haut in feuchte, in der Regel mit stärkerm oder schwächerm Schweiße [2]), und erquickender Schlaf.

---

1) in dem Verhältniß von 4 Proc. Currie I, 339.

2) Currie I, 31.

Die heilsamen Wirkungen der äußerlichen Anwendung des kalten Wassers veranlaßten Currie, auch über den Gebrauch desselben als Getränk Beobachtungen anzustellen. Er fand, das Thermometer in der Hand, für den innerlichen Gebrauch des kalten Wassers in fieberhaften Krankheiten Regeln, welche den für den äußerlichen Gebrauch von ihm aufgestellten Grundsätzen parallel gehn. Das kalte Wasser ist nach ihm zum Trinken jederzeit zu gebrauchen, sobald kein Frösteln vorhanden ist, sobald die Hitze der Körperoberfläche über dem Normalgrad steht, und sobald kein allgemeiner oder reichlicher Schweiß wahrgenommen wird. So lange Frösteln vorhanden ist, muß warmes oder laues Getränk gereicht werden. Bei trockner Hitze kann kaltes Wasser mit der größten Freiheit getrunken werden. Beim Ausbruch des Schweißes kann man vorsichtig noch etwas damit fortfahren. Fließt der Schweiß schon einige Zeit, so darf gar nicht kalt getrunken werden.

2. Die Erfahrungen der nächsten Nachahmer Currie's und einiger Anderer.

Currie hatte die Genugthuung, in den Jahren nach 1798 eine Menge günstiger Berichte über seine Behandlungsweise des Typhus nicht allein aus Großbritannien, sondern auch aus entfernten Weltgegenden zu erhalten. Ueberall wo die Aerzte diese anscheinend heroische Methode anzuwenden gewagt hatten, war es ihnen zu ihrer Ueberraschung gelungen, der oft sehr bedeutenden Sterblichkeit und der weitern Verbreitung der Ansteckung rascher als durch irgend ein anderes Mittel Einhalt zu thun. Currie hat diese wichtigen Zeugnisse im J. 1804 in dem II. Theile seines Werkes bekannt gemacht. Ich habe das Wichtigste davon unter den folgenden Nummern zusammengestellt:

I. Daß die Entwicklung des Typhus in den ersten Tagen nach der Ansteckung durch kalte Begießungen gänzlich abgeschnitten werden könne, ist eine nicht allein durch Currie, sondern außerdem durch 10 andere Beobachter vollkommen beglaubigte Thatsache. Diese Beobachter sind [1]):

Dimsdale, Arzt am Fieberhospital in London,

J. Home, klinischer Lehrer in Edinburg,

Bran, Hospitalarzt in Birmingham,

J. Marshall, Militärarzt in Gosport,

Magrath, Marinearzt, in See,

Cochrane, Arzt am Matrosenhospital bei Liverpool,

Simpson, Marinearzt, in See,

Nagle, Marinearzt in den westindischen Gewässern,

Gomez, portugiesischer Marinearzt im Mittelmeere,

Dewar, Militärarzt auf Minorka.

II. In den Berichten finden sich folgende Zahlenangaben:

Dimsdale verlor von allen mit dem Sturzbade behandelten Typhuskranken nur 2, welche beide erst am 7. Tage der Krankheit in Behandlung gekommen waren.

J. Home behandelte in einem Winter 64 Kranke mit Uebergießungen mit einem über alle Erwartung glücklichen Erfolge.

J. Marshall wandte von Ende Juli bis Ende October das kalte Sturzbad in 64 Fällen an. 60 mal hemmte er die Entwicklung der Krankheit gänzlich, und dazu waren 2 oder 3 Bäder hinreichend, nur 1 mal wurden 4 erfordert. In den übrigen 4 Fällen war die Krankheit schon zu weit vorgerückt, um abgeschnitten werden zu können, aber alle Kranken genasen.

---

[1]) Currie II, 108. — 111. 113. — 118. — 126. — 135. 137. 139. — 143. — 145. — 152. — 175. — 187.

Magrath behandelte mehr als 100 Fälle, alle mit unverändert glücklichem Erfolge.

Nagle behandelte bei Jamaica in 9 Monaten 120 Fälle. Unter diesen hatte er 2 Todesfälle, während auf andern Schiffen die Sterblichkeit sehr bedeutend war. Auf einem Kauffahrer, wo 12 Mann gestorben und 4 noch krank waren, rettete Nagle diese 4.

Gomez, der 220 Kranke vorfand, bezwang schnell das furchtbare Fieber und stellte völlige Gesundheit auf der Flotte wieder her.

Dewar verlor von mehr als 100 Kranken nur 1.

Wir schließen hieran die Angaben von Mylius [1]) und J. J. Reuß [2]):

Mylius, Oberarzt und Medicinalinspector des Hafens zu St. Petersburg, behandelte vom 15. Juli 1813 bis zum 15. April 1815 485 Kranke an hitzigen Fiebern mit kalten Bädern, darunter starben 38. Vorher waren in 15 Tagen 56 an Nerven- und Faulfiebern gestorben, ungeachtet des Kamphers, Moschus, der Serpentaria u. dgl.

J. J. Reuß, Medicinalrath und Physikus in Aschaffenburg, behandelte in den Kriegsjahren 1813 ff. 4—5000 Typhuskranke mit kalten Begießungen; fast alle genasen.

III. Da einige der genannten Aerzte das Wasser in einer von der Wright-Currie'schen abweichenden Weise gebrauchten, so wollen wir hier sogleich die verschiedenen Formen, in denen das Wasser überhaupt von verschiedenen

---

[1]) bei Frölich in Hufeland's Journ. d. prakt. Heilk. 1822 Supplementstück S. 9.

[2]) bei Mauthner die Heilkräfte des kalten Wasserstrahls etc. Mit 4 Kupfert. Wien. Strauß Wittwe, 1837. 8. S. 309 und bei Frölich a. a. O. S. 13.

Aerzten im Typhus äußerlich angewendet worden ist, übersichtlich zusammenstellen.

1) Die Schiffsärzte stellten ganz einfach nach Wright's Beispiele die Kranken auf's Verdeck und gossen ihnen 3, auch 5 Gallonen [1]) oder wie es an andern Stellen heißt, 1—2—3 Eimer Seewasser von der Temperatur, wie es sich vorfand, über den Kopf. So verfuhr z. B. Nagle. Das von ihm mit sehr gutem Erfolg angewendete Seewasser hatte 24°—26° C.

2) Currie giebt die Art, wie er die Uebergießungen machte, nicht ausdrücklich an. Er sagt: wir gossen Seewasser über die nackten Körper. Vermuthlich stellte oder setzte er also seine Kranken an einen passenden Ort und übergoß sie ohne Umstände und besondere Vorrichtung [2]).

3) Dimsdale hatte in seinem Hospitale ein Regenbad, unter welches er die Typhuskranken stellte. „Es ist klar, sagt er bei Currie II. 109, daß auf diese Weise die Begießung am vollkommensten und bequemsten geschieht." Er gebrauchte kein Salz-, sondern reines Brunnenwasser.

4) Gomez machte die Bemerkung, daß das Uebergießen mit einigen Eimern Wasser des mittelländischen Meeres

---

[1]) 1 Gallone = 3¼ Berliner Quart.

[2]) J. Frank (Reise, Wien 1805. II, 288 f.) giebt, wie ich bei Mauthner a. a. O. S. 290. 295. finde, folgendes Verfahren an, dessen sich Currie bedient haben soll: Er ließ den Kranken aus dem Bette nehmen und in einen viereckigen hölzernen Kasten stellen, in dessen oberem Theile sich ein blechernes Gefäß befand, welches einen Eimer faßte und durch Ziehen an einer Schnur um seine Axe gedreht werden konnte; geschah dies, so stürzte das darin enthaltene Wasser plötzlich auf den Kranken herab. So sah Frank nämlich die Begießung im Londoner Fieberhospitale unter Dimsdale's Leitung ausführen, welcher jedoch, wie aus seiner eigenen sogleich anzugebenden Erklärung hervorgeht, einem andern Verfahren entschieden den Vorzug giebt.

von 20°,5 — 22°,2 C. die Fieberhitze seiner Kranken nicht kräftig und dauernd genug verhinderte. Er zog deßhalb anhaltendes Abwaschen in Gebrauch, welches er auf folgende Weise ausführen ließ: Unter dem Bette des Kranken stand eine Tonne mit einem kleinen Stuhle bereit, auf den der Kranke sich nackend niedersetzen mußte. Die Tonne ward auf 9—10 Zoll mit Wasser gefüllt; ein oder zwei Gehülfen tauchten nun Schwämme ins Wasser und wuschen dem Patienten den ganzen Leib, womit sie fortfuhren, bis die Oberfläche kühl anzufühlen war und die Haut anfing zu schrumpfen, vorsichtig aber aufhörten, ehe er Schauder und Frösteln bekam.

5) Bei J. J. Reuß [1]), der die Typhuskranken in einem französischen Militärlazarethe behandelte, befand sich nach der Schlacht bei Lützen im Mai 1813 in der Mitte des Krankensaals eine weite Waschbütte, in welcher ein hölzerner Stuhl stand. Eine Gartengießkanne, einige große Schwämme, kaltes Wasser und Eis waren das nöthige Zubehör. Sowie große Hitze, starkes Fieber, trockene Haut eintraten, wurde der Kranke entkleidet, auf den Stuhl in die Bütte gesetzt, mit der Gießkanne von hinten her und dann von beiden Seiten vom Scheitel abwärts begossen, und von einem andern Krankenwärter mittelst eines Schwammes so lange von allen Seiten abgewaschen, bis er hinlänglich abgekühlt war.

6) Mylius ließ eine Badewanne mit kaltem Wasser, sowie es aus der Newa geschöpft wurde, bis auf zwei Drittel anfüllen, den entkleideten Kranken auf dem an den 4 Zipfeln gehaltenen Betttuche aus dem Bette tragen, ihn so 3 bis 4 mal bis an den Hals eintauchen und zu gleicher Zeit beim Eintauchen jedesmal den Kopf begießen, wozu Jemand ein Gefäß mit kaltem Wasser bereit hielt. Während dieser

[1]) Nach der Anführung bei Mauthner a. a. O. S. 309.

Zeit ließ er ein reines Betttuch über das Bett decken, den aus dem Tauchbade gehobenen Kranken mit dem nassen Betttuche auf eine Binsenmatte legen, ihn aus demselben sogleich aufheben, auf das trockene Bett tragen, und mit einer wollenen Decke einhüllen. Diese ganze Operation dauerte kaum 2 Minuten. Mylius fand die Temperatur von 15° C., wie sie im Juli 1813 war, für die Bäder am zuträglichsten.

7) Horn's Verfahren bei den Begießungen werden wir weiter unten im Zusammenhange mit seiner ganzen übrigen Behandlung mittheilen.

IV. Folgende Wirkungen der Wasserbehandlung finden sich in denjenigen Fällen verzeichnet, wo der Typhus nicht durch die kalten Begießungen in der Entstehung unterdrückt war:

Die Verminderung der Gehirnerscheinungen wird besonders von Reuß und Dewar hervorgehoben. Nach Reuß konnten die heftigsten Phantasien und Verwirrungen auf die angegebene Art am sichersten und schnellsten gehoben werden. Besserung erfolgte manchmal in 24 Stunden, in anderen Fällen in 2, 4 bis 6 Tagen. Dewar bemerkte, daß die Patienten, welche nicht gebadet wurden, manchmal am 2. oder 3. Tage heftig delirirten, während bei allen, welche gebadet wurden, die Delirien durchaus unbedeutend waren.

Die größte Verminderung der Pulsfrequenz wurde in einigen Fällen von J. Home und Nagle beabachtet. Sie betrug 30 Schläge in der Minute.

Die von Nagle und Gomez behandelten ansteckenden Fieber waren besonders gefährlich. Nagle nimmt keinen Anstand, die Krankheit, über welche er berichtet, geradezu für das westindische gelbe Fieber zu erklären, obgleich bei seiner Behandlung die gelbe Hautfarbe nicht in allen Fällen zum Vorschein kam.

In dem ersten Falle, bei dem Gomez die kalten Uebergießungen versuchte, war der Puls auf 156 Schläge gestiegen und es fand häufiger, zuletzt blutiger Durchfall statt. Der Patient kam, obgleich der Zustand des Darmkanals noch viele Beschwerde verursachte, glücklich durch. In den übrigen Fällen (wie gesagt mehr als 200) war das Ergebniß der Behandlung ganz gleichmäßig vortheilhaft. In der Schilderung der Krankheit heißt es: „Nasenbluten war in den anfänglichen Stadien häufig und schien, wenn es mäßig war, heilsam zu sein, indem es das Kopfweh minderte; wenn es aber zu reichlich war, ward es gefährlich. Das Blut, das in ein paar Fällen abgezapft wurde, zeigte keinen inflammatorischen Charakter. Wenn das Fieber sich nicht binnen dem 4. und 7. Tage durch einen kritischen Schweiß endigte, so ward die Zunge trocken, schwarzbelegt und zitternd, der Puls schwach und unregelmäßig, Schlaflosigkeit, Delirium, Flechsenspringen und alle übrigen gewöhnlichen Symptome des ärgsten Typhus erfolgten. Gangränöse Geschwüre zeigten sich am Gesäße, die Parotiden schwollen an, bei einigen während, bei andern nach dem Fieber, und in 2 Fällen entstanden Bubonen im Schenkelbuge. Kurz das Fieber schien an Bösartigkeit der Pest nahe zu stehn. Der günstige Ausgang geschah entweder früh und plötzlich durch einen reichlichen Schweiß, oder langsam ohne in die Augen fallende Krisis. Die Hämorrhagien, Geschwülste u. s. w. waren nie kritisch.“ Gomez, dessen Bericht seine gute Beobachtungsgabe bekundet, führt folgende Wirkungen seiner Abwaschungen der Reihe nach auf:

1. Herabstimmung der Temperatur der Haut bis zum Normalgrad.

2. Ein behagliches Gefühl, das den ganzen Körper durchströmte.

3. Um 8—20 Schläge verminderte Pulsfrequenz.

4. Minderung der Trockenheit des Mundes, des übeln Geschmacks und des Ekels.

5. Ruhe und erquickender Schlaf.

6. Ein heilsamer Schweiß, der das Fieber beendete. Dieser Schweiß zeigte sich bei einigen Patienten gleich nachdem sie aus der Tonne ins Bett gebracht waren, bei andern während der Nacht, bei noch andern den folgenden Tag. In denjenigen Fällen, wo das Fieber nicht 24 Stunden nach dem Bade völlig beendigt war, zeigten sich die folgenden Fieberanfälle doch immer sehr schwach, so daß das Fieber, wenn es nach dem 2. oder 3. Bade auch noch nicht ganz verschwunden, doch so geschwächt war, daß Gomez das Bad ganz aussetzte und die Heilung durch die Rinde vollendete. Uebrigens war er mit Medicamenten sehr sparsam. Er führt auch als eine sehr beständige Wirkung des kalten Bades den wiederhergestellten „Tonus des Magens" an. Um die Wirkung der Behandlung des Gomez in 2 Worte zusammenzufassen, kann man sagen: Er stimmte die Temperatur der Haut herab und verhalf ihr zu kritischem Schweiße.

Ueber kritische Schweiße als Wirkung der Wasserbehandlung finden sich auch bei andern Berichterstattern Winke. Magrath [1]) sah in den spätern Stadien, wo die kräftigsten Diaphoretica nicht im Stande waren, Schweiß hervorzubringen, nach Einem Eimer Wasser die Haut feucht werden. Schweiß und Schlaf führten in mehreren Fällen sofort zur Genesung. — Nagle [2]) machte die Uebergießungen gewöhnlich des Abends „und es fehlte fast nie, daß sie nicht gelinden Schweiß und erquickenden Schlaf hervorbrach-

---

[1]) Currie II, 136.

[2]) Ebendas. 155.

ten." — Mylius [1]) bemerkte, daß die allgemeine Besserung am merklichsten erfolgte, wenn nach seinen Tauchbädern ein gelinderer oder stärkerer Schweiß ausbrach, welches manchmal nach dem 2. oder 3., manchmal wohl nach dem 6. oder 7. Tauchbade geschah; oft aber wurde der Kranke ohne merkliche Transspiration gesund. — Endlich schreibt Bran [2]) über den von ihm in den Jahren 1799 und 1800 beobachteten contagiösen Typhus: „In manchen Fällen war das Fieber demjenigen ähnlich, das Sydenham Abschn. V. Kap. 8. beschreibt, vorzüglich in Hinsicht der stumpfen Kopfschmerzen und der Rheumatalgie der Brust und des Halses. Bei diesen schien Schweiß nach dem 14. Tage kritisch zu sein, und dann dauerte die Disposition zum Schwitzen mehrere Wochen hindurch [3]).

3. Horn's Erfahrungen

über die von ihm in den Jahren 1813 und 1814 in der Berliner Charité in großem Maaßstabe ausgeführte Behandlung des Typhus nach Currie's Methode sind in seiner bekannten Schrift: „Ueber die Heilung des ansteckenden Nerven- und Lazarethfiebers. 2. Aufl. Berlin. Hitzig 1814" niedergelegt, aus welcher ich hier einen Auszug, größtentheils mit den eigenen Worten des Verfassers, gebe:

---

[1]) bei Fabricius a. a. O.

[2]) Currie II, 116.

[3]) Currie selbst sagt in seinen allgemeinen Bemerkungen (I, 31.): „Auf die Vertilgung des Fiebers erfolgte gemeiniglich eine stärkere oder schwächere Ausdünstung und hinterher fielen die Patienten wieder in erquickenden Schlaf." Auch machte er schon die Bemerkung, daß bei allen contagiösen Fiebern frühe und reichliche Schweiße heilsam seien. Es scheint nach ihm gleichgültig, durch welche Mittel sie hervorgebracht werden; so bei der Pest, dem gelben Fieber, selbst dem sogenannten Sudor anglicus (I, 346 — 348).

Der Charakter des ansteckenden Lazarethtyphus war nicht wie der der meisten in Currie's Werke beschriebenen Epidemien ein adynamischer, sondern ein entschieden sthenischer. Das hervorstechendste Symptom war das Leiden des Gehirns, welches sich durch bedeutende Verletzung des Gemeingefühls, Schwere des Kopfes, Betäubung, Gleichgültigkeit oder exaltirtes Benehmen, Irrereden und veränderten Ausdruck im Auge und Blick kund gab. Das Zunehmen und Fallen der Gehirnerscheinungen bezeichnete jederzeit den Grad der Gefahr. Die Delirien dauerten bei Manchen 8 bis 18, ja bis 21 Tage in Einem fort. Dabei waren die Augen und Wangen geröthet, die Zunge und die Haut trocken und heiß. Die meisten Kranken standen in den Blüthenjahren des Lebens. Complicationen mit Entzündungen der Brust und Bauchorgane waren häufig, Congestionen zu den Hirnhäuten sehr allgemein. Eine plötzliche Entscheidung der Krankheit kam nur in sehr wenigen Fällen, und zwar durch Nasenbluten, vor; andere Krisen wurden nicht beobachtet. Die Krankheit löste sich, falls die Kranken genasen, fast immer allmälig nach dem 9. 11. 14. oder 21. Tage in einem Zeitraume von 2 bis 5 und mehr Tagen auf, in der Weise, daß die Krankheit des Gehirns zuerst abnahm und dann erst nachträglich die Haut kühler und der Puls voller und langsamer wurde.

Die Ursache des Lazarethtyphus war nach Horn eine unmittelbare Vergiftung des Gehirns und Nervensystems durch einen animalischen Stoff.

Die Indication, welche Horn sich stellte, konnte nicht die directe Zerstörung des Giftes sein, weil dasselbe unbekannt und unangreifbar ist, sondern sie war im Allgemeinen Minderung der außerordentlichen Wärmeerzeugung des typhösen Körpers, und im Besondern Entziehung der in den Bedeckungen des Gehirns und in seinem Innern in Menge freiwerdenden Wärme, Verminderung der Blutcongestionen nach demselben, Kühlung und Reinigung der ganzen Hautoberfläche und unmittelbare Belebung ihrer Thätigkeit.

Zur Erfüllung dieser Indication wurde in manchen Fällen ein Aderlaß gemacht und gut vertragen; in vielen Fällen wurden Blutegel an den Kopf gesetzt, wozu häufig von selbst eintretendes und stets Erleichterung schaffendes Nasenbluten den Wink an die Hand gab; in den meisten Fällen wurde aber die Wärme durch directe Anwendung der Kälte, in Form der kalten Uebergießungen, entzogen. Die kalten Uebergießungen wurden nach Verschiedenheit der Umstände entweder in der leeren Wanne oder im lauwarmen Bade gemacht, nämlich:

1. Bei heißer trockner Haut und anhaltender Gehirnaffection in der leeren Wanne, in der Weise daß 5—6 Eimer eiskaltes Wasser jeder in 4 — 5 Portionen von einem auf einem Tische nahe an der Badewanne stehenden Gehülfen über den Kopf und den Körper des Kranken gegossen wurden. Wenn die Kranken heftig ras'ten oder in tiefem Sopor lagen, wurde die kalte Douche als höchste Potenz des Sturzbades auf den Scheitel, Hinterkopf, Nacken und Rücken geleitet.

2. Bei feuchter oder nur mäßig warmer oder empfindlicher Haut, aber dessenungeachtet fortdauernder Gehirnaffection wurden die kalten Uebergießungen nur auf den Kopf des Kranken, während er in einem lauwarmen Bade saß, gemacht.

Diese kalten Uebergießungen wurden täglich 2 auch 3 mal angewendet und mehrere Tage hintereinander, manchmal 5 bis 6, ja in einigen Fällen 12 bis 14 Tage hindurch wiederholt.

Die Wirkungen der Sturzbäder waren folgende: die Kranken kamen zur Besinnung zurück, ihr Benehmen wurde ruhiger, ihr Blick freier, die brennende Hitze der Haut verminderte sich, die vorher trockene steife Zunge wurde feuchter, beweglicher, und sie bekamen Schlaf. Ohne die mindeste Uebertreibung kann Horn versichern, daß viele ächte und höchst gefährliche typhöse Kranke durch dies große Mittel allein völlig geheilt worden sind. In mehreren Fällen wurde die Krankheit dadurch wie abgeschnitten. Daß die Aderlässe die kalten Uebergießungen entbehrlich gemacht hätten, hat Horn nicht gefunden; im Gegentheil glaubt er sich aber überzeugt zu haben, daß die Aderlässe in vielen Fällen durch dieses Mittel unnöthig gemacht wurden.

Ganz in Uebereinstimmung mit den Beobachtungen der Engländer hebt Horn hervor, daß die Uebergießungen sich vorzüglich in denjenigen Fällen nützlich erwiesen, wo die Krankheit entschieden Folge der Ansteckung war, und daß sie um so rascher wirkten, je früher man sie in Gebrauch zog. In mehreren Fällen glaubt Horn bei angesteckten Chirurgen und Krankenwärtern der Anstalt durch frühzeitige Uebergießungen die weitere Entwicklung der Krankheit völlig verhindert zu haben. Fleißiger Gebrauch der Bäder war für die Gesunden das beste Verhütungsmittel der Ansteckung, und durch längere Fortsetzung derselben bei Genesenden wurde Rückfällen am sichersten vorgebeugt.

Die übrige Behandlung der Kranken und die ganze Haltung derselben war auf das Zweckmäßigste eingerichtet, um die Wirkung der kalten Uebergießungen zu unterstützen. Sie war, der Erfüllung der Hauptindication gemäß, im strengen Sinne wärmeentziehend. Es wurden in Gebrauch gezogen:

a) Eiskalte Umschläge auf den Kopf.

b) Blutegel an den Kopf.

c) Häufig wiederholte Waschungen der heißesten Körpertheile.

d) Viel ganz kaltes Getränk. — Die meisten hatten großen Durst und tranken am liebsten ein leichtes Weißbier zu mehreren Quart in 24 Stunden. Diejenigen, welche kaltes Brunnenwasser vorzogen, erhielten dieses. Sie tranken es in Menge und es bekam ihnen gut.

e) Leichte und dünne Decken.

f) Reine kalte Luft. — Die hitzigsten Kranken lagen in den höchsten Sälen, welche gar nicht geheizt wurden, obgleich im Februar die Temperatur der Atmosphäre einigemal — 3°,8 bis — 6°,3 war. Ein paar der obern Fenster wurden offen gelassen oder auch ganz herausgenommen, um Tag und Nacht die Luft rein zu haben, und bei dem häufigen Oeffnen der Thüren eine beständige heilsame Zugluft zu unterhalten. Wenn Horn die Wahl hätte, entweder die Typhusbetten in einem engen, dem Zutritt der Luft und des Lichtes nicht freiem Locale, oder unter freiem Himmel aufzustellen, so würde er das Letztere vorziehn.

So geschah es, daß dieser große Arzt Neun Zehntel seiner Typhuskranken ohne alle eigentliche Arzeneien behandelt hat. Das Baden, Waschen, die kalten Uebergießungen, die reine Luft, die Blutegel, das kalte Getränk und in einzelnen Fällen das Aderlassen, waren in der Regel so wirksam, daß sie keiner eigentlichen Arzneimittel bedurften.

4. Frölich's Beobachtungen.

In der Absicht, der äußerlichen Anwendung des kalten Wassers in hitzigen Fiebern nach Currie's Methode allgemeinern Eingang zu verschaffen, und die Erfahrungen über diesen Gegenstand zu einem bestimmten Abschluß zu bringen, stellte Hufeland im Jahre 1821 in seinem Journal der praktischen Heilkunde eine Preisfrage, die äußerliche Anwendung des kalten Wassers zur Mäßigung des Fiebers betreffend, zu deren Lösung hauptsächlich gefordert wurde, daß die Bewerber eine Reihe von eigenen Versuchen mit Messung der Temperatur und Zählung der Pulsschläge vor und nach der Anwendung des kalten Wassers angestellt haben sollten. Dabei wurden sie aufgefordert, ihre Aufmerksamkeit besonders auf die Unterschiede der Wirkung des Wassers nach der Verschiedenheit der Anwendungsform als Begießung oder Waschung und nach Verschiedenheit der Temperatur zu richten, und zu bestimmen, was in der Wirkung auf Rechnung des Wassers als Wasser und auf Rechnung der Temperatur desselben zu stellen sei. Die drei zur Beantwortung dieser Frage eingegangenen Arbeiten von A. Frölich, J. J. Reuß und J. A. Pitschaft sind im Supplementstück zum Jahrgang 1822 des Journals der prakt. Heilk. abgedruckt.

Frölich, Hofmedicus und Senior als Decan der medicinischen Facultät in Wien, dessen Abhandlung den Preis erhielt, bestätigte Currie's Angaben in allen Stücken und bestimmte einige Punkte derselben näher durch zuverlässige Beobachtung.

Die Typhusfälle, welche er beobachtete, sind, wenn sie durch Ansteckung entstanden waren als Typhus, wenn sie sporadisch vorkamen als Nervenfieber [1]) aufgeführt. „Wo der Arzt von der Ansteckung eines typhösen Fiebers sich Gewißheit verschafft hat, sagt Frölich S. 41, läßt er den Kranken beim Ausbruch der Hitze gleich ein paar Minuten kalt baden, und das Bad nach Umständen wiederholen, und der Typhus ist in seiner Geburt erstickt: aber den größten Triumph erhält er vor der Welt, wo bereits die Lebensgefahr den höchsten Grad erreicht hat, und er den Kranken in we-

[1]) mit Petechien, Durchfällen und Trommelbauch. Siehe a. a. O. S. 25 – 27.

nigen Tagen rettet, was er kann, wenn er Gewohnheit und Vorurtheil ablegt." Begießungen mit 10—30 Maaß kalten Wassers thun schnelle und vorzüglich gute Dienste, wo nebst der großen Hitze spröde, dürre Haut, Delirium und Petechien vorhanden sind (S. 37). In allen übrigen Fällen ersetzten die kalten Bäder die Stelle des Begießens, sowie es auch die bloßen Waschungen thun, wo die Hitze nicht gar zu hoch steigt. Frölich lehrte nicht allein mit Currie, daß das Wasser desto kälter anzuwenden ist, je heißer der Körper ist, sondern er bestimmte für die verschiedenen Temperaturgrade des Körpers genau die Tamperaturgrade und die Dauer der Bäder [1]). Die Wiederholung der Bäder hängt ganz allein von der wiederkehrenden trockenen Hitze ab. Hat sich die Hitze nach der letzten Abkühlung auf 6—8 Stunden gelegt und fängt sie an, dem Normalgrad ähnlich zu werden, und wird die Haut weich oder zeigt sie gar Schweiß, so ist das Spiel gewonnen; der Patient tritt in den Convalescentenzustand über. Wo in hitzigen Krankheiten, selbst bei größerer Hitze, die Patienten am ganzen Körper feucht oder gar im Schweiße waren, wendete Frölich gar kein Wasser, weder kaltes noch lauwarmes an (S. 36).

Die höchste von Frölich im Typhus beobachtete Temperatur der Achselhöhle war in contagiösen Fällen = 40°,5 C., in sporadischen = 39°,4 C. Die Frequenz des Pulses pflegte sich unmittelbar nach einer vollkommenen Abkühlung um 10—15—20 Schläge zu vermindern, die Härte des Pulses besonders bei Kopfaffectionen verlor sich jedesmal vorzüglich da, wo zugleich kalte Begießungen über den Kopf angewendet wurden.

---

[1]) Auf diesen Punkt, so wie auf einige Messungen von J. J. Reuß werden wir unten zurückkommen.

Nach mehreren von Frölich gemachten Versuchen hat die Auflösuug des Salpeters oder des Küchensalzes im Wasser, welches zu den Abkühlungen gebraucht wurde, nichts genützt. Entziehung der ungebührlichen Hitze und Verminderung der Pulsschläge erfolgten mit und ohne Salzwasser unfehlbar.

5. Die Prießnitz'sche Praxis.

Wenn die Haut heiß und trocken ist (wie sie es bekanntlich in allen miasmatisch-contagiösen Fiebern in einem ausgezeichneten Grade zu sein pflegt), so wendet Prießnitz seine eigenthümliche Methode der Einschlagung in nasse Leintücher an, welche auf folgende Weise ausgeführt wird:

Ein in frisches Brunnenwasser getauchtes und darauf ausgerungenes, nicht zu feines Betttuch wird über das Bett ausgebreitet, der Kranke nackend darauf gelegt und so darin eingeschlagen, daß nur der Kopf frei bleibt. Alsdann wird er mit einer schon vorher über das Bett gebreiteten wollenen oder andern Decke von beiden Seiten leicht zugedeckt. Der erste kleine Schreck des Kranken vom Eindruck der Kälte macht bald einem angenehmen Gefühle Platz, indem die dünne von dem Betttuche gebildete naßkalte Schicht der ganzen Hautoberfläche, welcher sie eng anliegt, eine geringe Menge der überschüssigen Wärme entzieht. Wenn das Betttuch beinahe die Temperatur der Haut angenommen hat, was um so rascher geschieht, je stärker es ausgerungen war und je höher die Körperhitze ist, also nach Verschiedenheit der Umstände nach 10, 15, 20 bis 30 Minuten, wird der Kranke aus seiner Hülle herausgenommen und sofort in ein zweites nasses Leintuch auf dieselbe Weise eingeschlagen. Am bequemsten geschieht dies, wenn man ein zweites Bett hat, auf welches man den Kranken hinüberlegen kann. Hat man nur ein Bett, so setzt man den Kranken, in eine Decke gehüllt, so lange auf einen Stuhl, bis man das Leintuch erneuert hat. In dem Maaße wie durch wiederholtes Einschlagen die Haut von der in ihr angehäuften Hitze befreit wird, scheint sie zur Hervorbringung des Ausschlags, wenn die Krankheit exanthematischer Natur ist, und zur Absonderung von Schweiß [1]) geneigter zu werden. Zur Erzielung dieser Wirkung ist nach Verschiedenheit der Umstände eine kleinere oder größere Zahl von Einschlagungen, z. B. 4, 6, 10, 12 und noch mehr erforderlich.

Während der Einschlagungen läßt man den Kranken, um ihn auch von innen abzukühlen, seinen Durst fleißig mit frischem Wasser stillen, und wendet auch örtlich, wo Congestionen und entzündliche und andere Schmerzen zu mäßigen sind, z. B. auf den Kopf, die Brust, den Leib kalte Umschläge an, die man weniger ausdrückt und rasch wechselt, oder stärker ausringt und länger liegen läßt, je nachdem man nur wärmeentziehend oder mehr vertheilend wirken will.

Sobald man den Ausbruch des Schweißes auf dem Gesichte des Kranken bemerkt oder durch die Gedunsenheit desselben herannahen sieht, läßt man den Kranken in der Einschlagung, in welcher er sich gerade befindet, ruhig liegen und den Schweiß abwarten.

In den seltenen Fällen, wo der Schweiß ungeachtet fleißigen Einschlagens, z. B. nach 12 Stunden, nicht zu Stande kommt, kann man intercurrent eine noch kräftigere Wärmeentziehung durch folgende Mittel ausüben: Der eingeschlagene Kranke bleibt eine oder mehrere Stunden ohne weitere Bedeckung liegen, so daß die Feuchtigkeit des Leintuchs frei verdunsten kann. Der Kranke wird rasch über den ganzen

[1]) Zur Erklärung dieses Vorgangs sage ich hier absichtlich noch nichts.

Körper mit kühlem oder kaltem Wasser abgewaschen, oder er wird in ein kühles Vollbad (20° — 25° C.) gesetzt, in dem er ½ Stunde bis zu einer Stunde und noch länger verweilt, um dann von Neuem eingeschlagen zu werden. Lebhafte Delirien pflegt die Priessnitz'sche Methode ableitend durch Sitz- oder Halbbäder von halbstündiger oder längerer Dauer, in denen die im Wasser befindlichen Körpertheile beständig gerieben werden, zu bekämpfen. Man läßt die Kranken z. B. ¼ Stunde in einem Halbbade reiben und setzt dann die Einschlagungen von Neuem fort. Stellt sich nun nach einer Stunde noch kein Nachlaß der Erscheinungen und Schweiß ein, so wird das Halbbad wiederholt, und so wird mit Einschlagungen, Waschungen und Bädern abgewechselt, bis der Endzweck aller dieser Manipulationen, ein allgemeiner Schweiß, erreicht ist.

Während der Dauer dieses Schweißes kann der Kranke, wenn ihn durstet, von Zeit zu Zeit frisches Wasser, aber nur schluckweise, trinken.

Nachdem der Schweiß aufgehört hat, oder wenn derselbe nach 6, 8, 10 oder mehrstündiger Dauer den Kranken lästig wird, so wird eine Abwaschung des ganzen Körpers mit kühlem Wasser in einer leeren oder zur Hälfte gefüllten Wanne vorgenommen und der Kranke dann ohne nasses Leintuch ganz einfach ins Bett zürückgelegt.

Nun können drei Fälle eintreten: Entweder der eingetretene Nachlaß aller Erscheinungen erhält sich, der Kranke ist Convalescent geworden und in wenigen Tagen beim Gebrauch einiger kühlen Abwaschungen und Bäder hergestellt: oder der kritische Schweiß bricht von selbst von Neuem noch einmal oder mehrere Male aus, und wird dann wie der erste Ausbruch geleitet; oder die trockene Hitze erneuert sich: in diesem Falle würde die Wiederholung der anfänglichen Behandlung mit Einschlagungen u. s. w. angezeigt sein.

Auf diese Weise behandelt und heilt Prießnitz alle Arten von hitzigen Fiebern [1]).

---

[1]) Die Prießnitz'sche Behandlungsweise acuter Krankheiten lernt man nicht aus Handbüchern, sondern nur durch wiederholte eigene Versuche (wenn man sich dazu entschließen kann), durch persönliche Beobachtung der Kuren Anderer (wenn man dazu Gelegenheit hat), und durch das Lesen genau beobachteter und gewissenhaft geschriebener Kurgeschichten einzelner Fälle, an denen bekanntlich noch großer Mangel ist. Um diesem Mangel abzuhelfen ist es wünschenswerth, daß Aerzte, welche das Wasser nach Prießnitz'scher Methode anzuwenden bemüht sind, auch solche Versuche bekannt machen möchten, welche nicht gerade ein glänzendes Resultat geben, wenn die Fälle nur in einiger Vollständigkeit beobachtet sind und einen oder den andern lehrreichen Punkt enthalten. Es muß sich dabei weniger um persönliche Eitelkeit als um die Sache handeln. Aus diesem Gesichtspunkte bitte ich den Leser, den von Dr. Parow und mir in der Med. Ver.-Zeit. 1843, No. 50. 51. mitgetheilten Typhusfall zu betrachten, nicht als ein Muster einer Prießnitz'schen Behandlung des Typhus, sondern als einen ersten Versuch, dessen schwache Seite ich bei fortgesetztem Nachdenken bald erkannt habe und unten selbst aufweisen werde. Als ein besseres Beispiel einer Behandlung des Typhus im Prießnitz'schen Geiste führe ich eine von dem Wundarzt H. Weißkopf zu Morgenstern in Böhmen in Schmitz Der Neue Wasserfreund, Jahrg. 1842, Bd. II. S. 253—256 mitgetheilte Krankengeschichte an, auf deren Vorzüge ich unten zurückkommen werde. Dem Buche von Ruppius: Ehrenrettung des Vincent Prießnitz und seines Heilverfahrens. Breslau. Max u. Comp. 1840, welches mir vor drei Jahren zufällig in Brüssel in die Hände fiel, verdanke ich die ersten nützlichen Winke über die Anwendung der Prießnitz'schen Methode auch in acuten Krankheiten.

II. Nachweisung der Zwecke der Typhusbehandlung und der Zweckmäßigkeit des Wassers als eines Mittels zur Erreichung derselben.

Nachweisung der Zwecke der Typhusbehandlung. — Aus dem vorstehenden Versuche der Darstellung der Prießnitz'schen Behandlungsweise fieberhafter Krankheiten ergiebt sich (was ohnehin demjenigen, der diese Behandlungsweise auch nur oberflächlich kennt, auf der Stelle klar wird, sobald er anfängt, über die Wirkungsweise derselben nachzudenken), daß Prießnitz sich bei der Behandlung der Fieber die folgenden beiden Hauptaufgaben stellt:

1. Wärmeentziehung.
2. Schweißerregung.

Die Art und Weise, wie die Prießnitz'sche Praxis die erste dieser beiden Aufgaben erfüllt, führt zugleich zur Lösung der zweiten, so daß sie ihren doppelten Zweck durch ein und dasselbe Mittel, die Einschlagung in nasse Leintücher, erreicht. Sie entzieht Wärme auf eine eigenthümliche Weise und in der Absicht, Schweiß zu erregen.

Um uns Aerzten diese Wahrheit zum Bewußtsein zu bringen:

Daß zur Heilung der miasmatisch-contagiösen Krankheiten überhaupt und des Typhus insbesondere eben weiter gar nichts nöthig ist, als Wärmeentziehung **und** Schweißerregung,

Dazu bedurfte es — so lehrt es die neueste Geschichte der Medicin — ganz reiner Versuche mit alleiniger Anwendung des Wassers und absichtlicher Ausschließung aller Arzneien.

Nachdem aber diese Wahrheit, daß die Wärmeentziehung und Schweißerregung die eigentlichen und Hauptaufgaben der Typhusbehandlung sind, einmal erkannt und ausgesprochen ist, so reicht nun ein Blick auf die Geschichte der Typhusbehandlung während der letzten funfzig Jahre vor Prießnitz hin, um in derselben diese Wahrheit fertig vorgebildet und vollkommen bestätigt zu sehn. Um den Leser diesen Blick zu gewähren, habe ich der Aufstellung der beiden Hauptindicationen eine geschichtliche Uebersicht der Wasserbehandlung des Typhus von Currie bis Frölich vorangehn lassen, aus welcher er nun mit Leichtigkeit ersehn wird, daß die Erfüllung der ersten Indication, die Wärmeentziehung, schon von Currie und allen seinen Nachfolgern absichtlich bezweckt worden ist, und daß die zweite Indication, die Schweißerregung, in sehr vielen Fällen in Folge der Wärmeentziehung und ohne von den Aerzten beabsichtigt zu sein, von der Natur selbst vollzogen wurde. Ich gestehe, daß ich seltsam überrascht war, als ich, von der Prießnitz'schen Methode ausgehend, die ältere Literatur der Wasserbehandlung kennen lernte, in derselben die Prießnitz'sche Praxis so wohl begründet zu finden.

1. Wärmeentziehung. So lange Currie die Temperatur des Körpers bei trockener Haut über der normalen fand, übergoß er. Dies ist die durchgreifende Hauptbedingung (s. oben S. 19. 20), die er für die Anwendung des kalten Wassers in der von ihm beliebten Form aufstellte. Die verschiedenen von ihm und seinen Nachfolgern ausgedachten Anwendungsformen des Wassers (S. 23 — 26) liefen alle darauf hinaus, und hatten den von ihren Urhebern ausgesprochenen Zweck, auf der ganzen Oberfläche des Körpers Wärme zu entziehn. Horn [1]) drückt es mit großen Buchstaben, daß Minderung der außerordentlichen

[1]) a. a. O. S. 94. 95. 11.

Wärmeproduction des typhösen Körpers eine Hauptindication der Behandlung sein müsse, und hat diese Indication mit merkwürdiger Folgerichtigkeit in seinem ganzen Verfahren durchgeführt. Wir finden bei ihm schon die ächt Prießnitzsche Idee ausgesprochen [1]), man müßte Versuche anstellen „was das kalte Bad in ganz verzweifelten Fällen so angewendet leisten könne, daß der Kranke mehrere Stunden ja halbe Tage lang ununterbrochen dasselbe fortsetze [2]).“

Der menschenfreundliche stets für das Gemeinnützige strebende Hufeland sah mit Bedauern die Currie'sche Methode fast in allgemeine Vergessenheit gerathen. Die Abhandlungen, welche seine Aufforderung ins Leben rief, selbst die mit dem Preise gekrönte Frölich's, sind völlig eindruckslos und fruchtlos vorübergegangen. Der Grund der allgemeinen Gleichgültigkeit lag darin, daß Currie selbst, noch mehr aber seine spätern Nachahmer nur die Eine Seite der Aufgabe der Typhusbehandlung, die Wärmeentziehung nämlich, gefaßt hatten. Die Currie'sche Methode hieß überall die kalte Methode, daß sie das Fieber wirklich heile, hatte Niemand recht bestimmt behaupten mögen, oder diejenigen, welche es behauptet hatten, waren nicht verstanden und nicht beachtet. Man sah im Allgemeinen in dieser Methode nur ein Mittel zur „Mäßigung des Fiebers“ [3]). Es ist Thatsache, daß am Ende von den mannigfaltigen Formen der Wasseranwendung nichts in Erinnerung und in Gebrauch blieb, als die Sturz-

---

1) Ebendas. S. 102.

2) Currie hatte schon über die Temperaturverminderung, welche der menschliche Körper im anhaltenden kalten Bade erleidet, eine Reihe von Versuchen angestellt, welche gänzlich unbeachtet geblieben sind und die wir im rationellen Theile ans Licht ziehen werden.

3) Siehe die Titel der drei Hufeland'schen Preisschriften.

bäder, und zwar auch nur in solchen Fällen, wo das Gehirnleiden, entweder als Stupor oder als Delirium einen hohen Grad erreicht hatte, lediglich als symptomatische Behandlung der Gehirnerscheinungen, gar nicht in der Currie'schen Absicht der allgemeinen Wärmeentziehung. Diese Bemerkung gilt nicht etwa bloß für die norddeutsche Hospitalpraxis, sondern auch für das übrige Deutschland. Als Beleg für die Richtigkeit derselben führe ich eine Stelle aus einer neuern sehr schätzbaren Monographie über die Geschichte und die Wirkungen der Bäder an. Mauthner (die Heilkräfte des kalten Wasserstrahls rc. Wien 1837 S. 73) empfiehlt das kalte Gießbad als ein treffliches Heilmittel vor allen andern Krankheiten.

„Im Nervenfieber und Typhus, wenn furiöse Delirien oder Sopor, höchste Apathie oder Erethismus, beißende Hitze und Trockenheit der Haut gegenwärtig sind. Unter diesen Umstämden ist selbst das Vorhandensein eines Exanthems keine Gegenanzeige, da es sich hier dringend darum handelt, die bei weitem gefährlichste Verwickelung des Hauptleidens, nämlich das Ergriffensein der Gehirnhäute und des Gehirns so schnell als möglich zu beseitigen. Unter denselben Umständen sind auch kalte Waschungen und Begießungen im Faul- und Gallenfieber, der Pest und im gelben Fieber sehr heilsam."

Diese Stelle ist als ein treuer Abdruck der herrschenden Ansicht der Aerzte über den Zweck der Wasseranwendung im Typhus überhaupt zu betrachten. Der Currie'sche Grundsatz, Wärme zu entziehn solange die Wärme erhöht sei und weil die Wärme erhöht sei, war vergessen, und mußte erst von Neuem und als etwas Neues mit der ganzen übrigen Wasserheilkunde wiedererfunden werden. So wahr ist es, daß große Wahrheiten, je naher sie liegen, desto leichter übersehn werden, und daß auch die heilsamsten Neuerungen sich nicht im ersten Anlaufe Bahn brechen.

2. Schweißerregung. Was nun die zweite Hauptindication der Typhusbehandlung, die Schweißerregung betrifft, so ist die Vollziehung derselben von keinem der ältern Aerzte beabsichtigt, aber von mehreren unter ihnen vielfältig beobachtet worden. Diese unabsichtliche Erfüllung der zweiten Indication wurde durch den Umstand begünstigt, daß der Schweiß die natürliche und gesetzmäßige Krise im regelmäßigen Verlaufe des Typhus ist, ein Umstand der allein schon jedem Arzte ein günstiges Vorurtheil für eine Behandlung des Typhus einflößen muß, welche sich die Aufgabe stellt, diese Krankheit durch Schweißerregung heilen zu wollen. Höchst merkwürdig sind in dieser Hinsicht die Beobachtungen von Gomez, die ich mit denen der übrigen Nachahmer Currie's oben S. 27 — 28 hervorgehoben habe. Gomez beschreibt entschiedener als alle andern Beobachter den Schweiß, der das Fieber beendigte, als eine der beständigen Wirkungen der von ihm veranstalteten Wärmeentziehung. — Derjenige Schriftsteller, welcher den Typhus am gründlichsten studirt und am besten beschrieben hat, und welcher vor allen Andern berufen gewesen sein würde, die Wichtigkeit des Schweißes in Folge der Wärmeentziehung für die Behandlung des Typhus zu würdigen, Hildenbrand beraubte sich selbst der Gelegenheit, eine für ihn so naheliegende Entdeckung zu machen, indem er sich nicht die Mühe geben mochte, selbst Versuche mit der Currie'schen Methode anzustellen. Auf die Temperaturerhöhung des Körpers im Typhus legte er so gut wie gar kein Gewicht, und man muß es dahin gestellt sein lassen, ob er die Temperatur seiner Kranken selbst gemessen hat [1]). A. a. O. S. 248 Anmerk.

[1]) Er sagt (Ueber den ansteckenden Typhus 2. Aufl. 1815. S. 62).

sagt er: „Ich habe bisher noch immer keine Gelegenheit gehabt, entscheidende Versuche zur Bestimmung der Wirkung des kalten Begießens im Typhus anzustellen. Da es mein Gefühl empört, einen Menschen wie einen Hund mit kaltem Wasser beschütten zu sehn, so wünschte ich diese unangenehme Heilart durch ganz reine Beobachtungen bestätigt zu wissen, wozu mir die bisherigen Erfahrungen nicht genügten." Das Glück war zu neidisch, um dem Manne, der sich ein so großes Verdienst um die Pathologie des Typhus erworben hat, ein gleich großes um die Therapie dieser Krankheit zu gönnen. — Wenn Horn keinen kritischen Schweiß beobachtet hat, so dürfen wir nicht vergessen, daß die Jahreszeit und das Klima, vielleicht auch der besondere Charakter der von ihm behandelten Epidemie, für ihn in dieser Hinsicht in demselben Maaße ungünstig, wie sie für Gomez und Andere günstig waren, und daß die Haltung der Kranken in der Charité im Ganzen zu kalt gewesen zu sein scheint, um diesen Ausgang der Krankheit zu befördern. Ich mache diese Bemerkung wahrlich nicht, um das Verfahren eines von mir so hoch geschätzten Praktikers zu mäkeln, sondern nur um dem Einwurf zu begegnen, der mir sonst leicht gemacht werden könnte, man brauche den kritischen Schweiß nicht, weil Horn's Patienten ohne denselben gesund geworden seien. Jeder Arzt muß den Ausgang der Krankheit durch Krisis, wenn er ihn haben kann, dem Ausgang durch Lysis vorziehn. Wir können jetzt den Ausgang durch Krisis haben, weil wir die Prießnitz'sche Methode haben. Wäre diese Methode damals schon erfun-

„Das Thermometer steigt nie über 32 Grad nach Reaumür und nie über 102 nach Fahrenheit." Nun ist aber 32° R. (=40° C.) nicht = 102° F., sondern = 104° F. Dies zeigt schon, wie wenig Aufmerksamkeit er dem Gegenstande geschenkt hat.

den gewesen, so würde Horn sie mit derselben Energie angewendet haben, mit der man ihn damals, mit Hintansetzung aller Nebenrücksichten, die Currie'sche kalte Methode ausführen sah.

Wärme zu entziehn **in der Absicht**, um Schweiß zu erregen, ist vor Prießnitz in keines Menschen Sinn gekommen, und damit hat dieses glückliche Genie für den Typhus, wie für viele andere Krankheiten, den Nagel gerade auf den Kopf getroffen.

Durch die Prießnitz'sche Einschlagung in nasse Leintücher wird die Zahl der oben von uns zusammengestellten Anwendungsformen des Wassers durch eine neue und zwar sehr wichtige vermehrt. Wir wiederholen, daß diese verschiedenen Anwendungsformen alle den Zweck haben, auf der ganzen Oberfläche des Körpers Wärme zu entziehn, und daß die Prießnitz'sche Einschlagung sich nur dadurch vor den andern Formen auszeichnet, daß sie sicherer als die übrigen zur Schweißerregung führt.

Da nun die beiden Zwecke der Typhusbehandlung gefunden [1]) sind, so wollen wir sie nun auch festhalten, und

---

[1]) Daß Wärmeentziehung und Schweißerregung den Typhus heilen, lehrt die Erfahrung. Dies genügt uns für den empirischen Theil. Die Untersuchung, wie Wärmeentziehung und Schweißerregung den Typhus heilen, muß dem rationellen Theile vorbehalten bleiben.

Wenn ich bisher, in der geschichtlichen Uebersicht von Currie bis Frölich, nur von der Wasserbehandlung des Typhus gesprochen habe, so geschah dies absichtlich, um die Nachweisung über diesen Einen Gegenstand zu Ende zu führen, ohne den

dahin streben, den möglichst großen Nutzen für den Fortschritt der Heilkunde daraus zu ziehn.

A. Ueber Wärmeentziehung durch Wasseranwendung.

Wir werden zunächst die Prießnitz'sche Methode an die Currie'sche anknüpfen, und beide mit einander in Einklang zu bringen suchen.

Die Prießnitz'sche Methode steht mit dem obersten Grundsatze Currie's nicht im Widerspruch. — Currie rühmte sich mit vollem Rechte [1]), daß es ihm gelungen sei, „den in neuern Zeiten allgemein herrschenden Irrthum aufzudecken, daß die Einwirkung äußerer Kälte in dem Verhältniß gefährlicher sei, als der Körper erhitzter ist, mithin gefährlicher im Fieber als im gesunden Zustande und am gefährlichsten im höchsten Fieberparoxysmus." Der oberste Grundsatz, den er diesem Irrthum entgegenstellte und in seinem ganzen Verfahren durchzuführen suchte, war:

daß die Wärmeentziehung überall heilsam und geradezu angezeigt sei, wo die Temperatur des

---

Blick des Lesers zu zerstreuen. Ich bemerke nun nachträglich, was Vielen unter den Lesern bekannt sein wird, daß schon Currie und seine Nachahmer, besonders Frölich und Reuß, die wärmeentziehende Methode überhaupt auf die ganze Familie der fieberhaften Krankheiten ohne reine und vorherrschende Entzündung innerer Organe, und vorzugsweise auf die miasmatisch-contagiösen Fieber auszudehnen bemüht waren; daß also die älteren Wasserärzte auch in dieser Hinsicht ganz mit Prießnitz übereinstimmen. Von nun an werde ich auch auf die Leistungen der Aelteren in andern Fiebern, besonders im Scharlachfieber, so wie es die Entwicklung des Gegenstandes mit sich bringen wird, Rücksicht nehmen.

[1]) II, 242.

ganzen Körpers über der normalen gefunden würde.

Er setzte hinzu, daß die Haut dabei trocken sein müsse, und schrieb vor, daß man im fließenden Schweiße weder kalt trinken noch kalt baden solle. Diese Einschränkungen machte er aus folgendem Grunde: Der Schweiß selbst, sagte er, ist durch die Verdunstung der Flüssigkeit, welche dabei auf der ganzen Körperoberfläche stattfindet, schon ein sehr wirksames von der Natur veranstaltetes Wärme entziehendes Mittel. Fügt man zu der Wärmeentziehung durch den Schweiß noch eine zweite durch äußerliche oder innerliche Anwendung von kaltem Wasser, so ist zu befürchten, daß eine solche doppelte Wärmeentziehung zu stark sein möchte, um von dem Organismus ohne Schaden oder doch ohne Gefahr ertragen zu werden. Diese Befürchtung ist nicht unter allen Umständen gegründet, wie dies die Prießnitz'sche Praxis dargethan hat. Sie leidet nämlich zwei Ausnahmen.

1) Bekanntlich ist das Hauptmittel der Prießnitzschen Methode zur Heilung chronischer Krankheiten die methodische Einwicklung zum Schwitzen und das darauf folgende kühle oder ganz kalte Bad, wie ich dies in der Med. Ver.-Zeit. 1843 No. 38. beispielsweise beschrieben habe. In der Einwicklung entsteht Schweiß, indem die Wärme des Körpers nicht entweichen kann, sondern auf der Oberfläche und im Innern angehäuft wird. Auch nach Ausbruch des Schweißes bleibt die Temperatur des Körpers noch bedeutend erhöht, weil der Schweiß nicht frei verdampfen kann. Nun ist die Prießnitz'sche Vorschrift, man soll, wenn der Schweiß vollkommen in Fluß ist, frisches Wasser schluckweise trinken. Kleine Mengen, von Zeit zu Zeit in den Magen gebracht, erkälten dann nicht, sondern erfrischen nur. Dieselbe Bewandniß hat es mit dem kalten Bade, in welches

der schweißtriefende Kranke sich stürzt. Es ist eine solche Wärmemenge im Körper angehäuft, daß das kurze kalte Bad nicht zuviel davon entzieht, und daß der Körper ebenfalls nicht erkaltet, sondern nur rasch abgekühlt wird. — Für die Haut ist es aber bei dieser Kurmethode unerläßlich, durch die Kälte gestählt zu werden, damit sie nicht in Folge der täglichen starken Function, zu welcher sie gezwungen wird, erschlaffe.

2) In acuten Krankheiten wendet die Prießnitz'sche Methode, nachdem der durch die Einschlagungen oder von selbst entstandene kritische Schweiß mehrere Stunden geflossen ist, kühle Abwaschungen oder Bäder des ganzen Körpers an, wie wir dieselben im Krisenstadium des Typhus in der Med. Ver.-Zeit. 1843 No. 51. beschrieben haben. Vielleicht hat Prießnitz diesen Eingriff erst gewagt, nachdem er bei der Behandlung chronischer Krankheiten nicht allein die Ungefährlichkeit der kalten Bäder bei schwitzendem Körper, sondern auch die wohlthätige Wirkung derselben auf die Haut kennen gelernt hatte. Wie dem auch sei, die Erfahrung lehrt, und ich habe mich durch wiederholte genaue Beobachtung davon überzeugt [1]), daß durch solches Abspülen und Abwaschen des schwitzenden Körpers ein noch vollständigeres

[1]) Noch kürzlich habe ich die Temperatur eines Kranken unter der Zunge nach fünfstündiger Dauer eines von selbst entstandenen kritischen sehr reichlichen Schweißes = 39°,7 C. gefunden. Dabei hatte der Kranke 108 Pulsschläge und 22 Athemzüge. Ich ließ ihn nun 5 Minuten lang in einem Halbbade von 20° C. abspülen und fand ½ Stunde nach der Abwaschung die Temperatur unter der Zunge = 38°,2 C., Puls 80, Athem 19. Drei Stunden später, zwischen 10 und 11 Uhr Abends, fand ich den Kranken ruhig schlafend, die Haut feucht, den Puls 70. Er schlief die ganze Nacht, die Haut blieb feucht, es erfolgte kein neuer Schweißausbruch; am folgenden Morgen war der Puls 60 und der Kranke genesen.

Nachlassen aller Krankheitserscheinungen, als durch den sich selbst überlassenen Schweiß herbeigeführt wird, indem nur überschüssige Hitze zum großen Wohlbehagen des Kranken dadurch weggenommen wird; daß ferner der Schweiß dadurch nicht zurückgetrieben wird, sondern daß die erfrischte Haut nach kurzer heilsamer Unterbrechung und Ruhe von selbst zu secerniren fortfährt.

In den beiden Fällen also, wo die Prießnitz'sche Methode die Anwendung des kalten oder kühlen Wassers im fließenden Schweiße gestattet und vorschreibt, wird nur überschüssige Wärme entfernt. Ueberschüssige Wärme ist im ersten Falle vorhanden, weil sie wegen der gehinderten freien Verdunstung des Schweißes nicht entweichen konnte, und im zweiten Falle, weil sich ungeachtet eines schon lange fließenden Schweißes (welcher auch nicht ganz frei verdunsten kann, weil der Kranke bedeckt bleibt) doch noch verhältnißmäßig mehr Wärme im Körper entwickelt und anhäuft, als durch Verdunsten an der Oberfläche entfernt wird. Die Befürchtung Currie's, daß zuviel Wärme entzogen werden möchte, wenn im Schweiße noch Wasser angewendet wird, erweist sich also in diesen Fällen als thatsächlich unbegründet. Diese durch die Prießnitz'sche Methode gelieferten Thatsachen stehn mit dem Currie'schen obersten Grundsatze nicht allein nicht im Widerspruch, sondern dieser Grundsatz erhält im Gegentheil dadurch eine neue Bestätigung, er ist und bleibt der oberste Grundsatz der Wasserheilkunde.

Currie hat mehr gethan, als diesen Grundsatz aufstellen. Currie hat zuerst die Wärme des Körpers gemessen, um Wärme zu entziehn. Dadurch ist er der Vater einer wissenschaftlichen Begründung der Wasserheilkunde geworden. Wir haben nur in seine Fußtapfen zu treten.

Ueber Wärmemessung zum Behufe der Wärmeentziehung, und die Nothwendigkeit der Einführung derselben in die klinische Untersuchung. —

Wenn noch jetzt bei sehr vielen Aerzten der Irrthum verbreitet ist, daß die Eigenwärme des Menschen in Krankheiten nur subjectiv, für das Gefühl des Kranken, nicht aber objectiv, meßbar, erhöht sei, so rührt dies einzig und allein daher, weil man die thermometrische Bestimmung der Eigenwärme am Krankenbette fast gänzlich vernachlässigt hat. Die Ehre, die Wärmemessung in die Krankenuntersuchung eingeführt zu haben, gebührt ganz und gar Currie. Seine und die nächstfolgende Zeit war im Ganzen genommen noch nicht reif, um das Verdienst, welches sich dieser ächte Beobachter dadurch um die Heilkunde erworben hat, richtig zu würdigen, und sich die Vortheile, welche die Wärmemessung gewährt, anzueignen. Unsere Zeit aber, welche den Werth exacter Bestimmungen zu schätzen weiß, darf nicht länger zögern, ein neues physikalisches Element in die Krankenuntersuchung einzuführen, welches sich den physikalischen Untersuchungsmethoden der Auscultation und Percussion, der Messung des Umfangs kranker Theile, der Zählung des Pulses und der Athemzüge würdig anschließt. Ich hoffe es im Laufe der Untersuchung den Praktikern fühlbar zu machen, daß der diagnostische Werth dieser physikalischen Bestimmung von dem therapeutischen Werthe derselben noch weit übertroffen wird. Meinem Vorsatze getreu, den rationellen Theil der Abhandlung von dem empirischen streng getrennt zu halten, muß ich mich an dieser Stelle mit dieser Andeutung über die Wichtigkeit der Wärmemessung für die Heilkunde im Allgemeinen beschränken.

Für die Wasserheilkunde aber und deren wissenschaftliche Begründung ist die Wärmemessung von der allergrößten Wichtigkeit, und durchaus unentbehrlich, weil Wärmeentziehung, allgemeine und örtliche, die erste Hauptindication ist, welche sie bei der Behandlung acuter Krankheiten zu erfüllen hat, und weil wir keine leicht und sicher zu befolgenden Vorschriften über die Art und Weise der Erfüllung dieser Indication geben können, ohne die Erhöhung der Eigenwärme über die normale zu messen und ohne demnach die Menge der zu entziehenden Wärme nach Graden zu bestimmen.

Um die allgemeinere Einführung der Wärmemessung in die Praxis vorzubereiten, haben wir uns zunächst über die Wahl der Scale zu verständigen, und von den Gränzen der täglichen Schwankungen der Eigenwärme des Gesunden Kenntniß zu nehmen. Wir werden dann die Beobachtungen derer, welche die Eigenwärme in Krankheiten gemessen haben, um Wärme zu entziehn (Currie, Reuß, Frölich), zusammenstellen, und auf diesem von unsern Vorgängern schon sehr gut geebneten Wege ganz von selbst dahin gelangen, nachzuweisen, daß das Wasser ein der Erreichung des Zwecks der Wärmeentziehung vollkommen angemessenes Mittel ist. Damit wird dann ein Haupttheil der Aufgabe, welche wir uns für den empirischen Theil gestellt haben (S. 16), gelöst sein.

Es ist zur bequemen Uebersicht für den Leser unerläßlich, und er hat ein Recht es von dem Verfasser zu fordern, daß alle in einem größern oder kleinern Werke vorkommenden Temperaturangaben über denselben Gegenstand auch in einer und derselben Scale ausgedrückt seien. In der Voraussicht, daß wenn die Deutschen, die Franzosen und die Engländer sich einmal über die Annahme Einer Scale vereinigen sollten, diese Scale höchstwahrscheinlich die hunderttheilige sein wird, habe ich daher alle in dieser Abhandlung vorkommenden

Wärmemessungen auf diese Scale zurückgeführt. Aus demselben Grunde habe ich auch das Thermometer, dessen ich mich zum Messen der menschlichen Eigenwärme bediene, nach der hunderttheiligen Scale anfertigen lassen. Currie gebrauchte ein von Ramsden in Liverpool nach Hunter's Angabe verfertigtes und nach Fahrenheit getheiltes Quecksilberthermometer, dessen Röhre so gekrümmt war, daß die Kugel bequem unter die Zunge oder in die Achselhöhle des Kranken gelegt werden konnte. Er fand zwischen der Temperatur der Mund- und der Achselhöhle keinen Unterschied, und maß nach Bequemlichkeit bald in der Mund- bald in der Achselhöhle. Frölich stellte seine Messungen mit einem von dem Uhrmacher Holzmann in Wien verfertigten, ebenfalls nach Fahrenheit getheilten Uhrthermometer an, welches er 10—15 Minuten lang in der Achselhöhle liegen ließ. Reuß theilt seine Angaben theils nach Reaumur theils noch Fahrenheit mit.

Das erste Thermometer, welches ich mir zu Ende vorigen Jahres von J. G. Greiner verfertigen ließ, hatte eine flach-eiförmige Kugel, welche mittelst einer doppelten Krümmung der Röhre bei geschlossenen Lippen bequem horizontal unter der Zunge lag, übrigens auch sehr gut zu Messungen in der Achselhöhle zu gebrauchen war. Das Lumen der Röhre war abgeplattet, um den Anblick einer breiten Quecksilbersäule zu gewähren und dadurch das Ablesen zu erleichtern. Die Scale, auf Milchglas, reichte von 0°—50° und jeder Grad war in Viertel getheilt. Nachdem dies Instrument zu Ende März zerbrochen war, ließ ich mir ein neues mit gerader Röhre anfertigen, welche weniger leicht zerbrechlich ist, und das Einführen der Kugel in die verschiedenen Höhlen des Körpers ohne Unterschied gestattet. Die Eintheilung blieb dieselbe. Noch empfehlenswerther, als die Unterabtheilung der Grade in Viertel, scheint mir die in

Fünftel zu sein, weil sie sehr bequem den Ausdruck der gefundenen Werthe in Zehnteln zuläßt, und die Angabe Einer Decimalstelle eine für die Messungen der menschlichen Eigenwärme vollkommen hinreichende Genauigkeit gewährt.

Um zu beurtheilen, ob und wieviel die Eigenwärme des Kranken erhöht ist, muß der Arzt den Normalpunkt der Eigenwärme des Gesunden und die Schwankungen dieses Punktes nach den Tageszeiten kennen.

Ich schalte hier die Ergebnisse einiger Beobachtungen ein, welche ich an mir selbst gemacht habe, um die Schwankungen der Eigenwärme des Gesunden nach den Tageszeiten aus eigener Erfahrung kennen zu lernen, und zu sehn, ob sich zwischen den von Gierse[1]) an sich selbst im Sommer angestellten und meinen im Winter gemachten Beobachtungen ein erheblicher Unterschied zeigen würde. Eine Vergleichung unserer beiderseitigen Ergebnisse wird zeigen, daß die täglichen Schwankungen der Eigenwärme beim Gesunden mit hinlänglicher Genauigkeit ermittelt sind, um einen sichern Anhaltspunkt für die Beurtheilung der Steigerung der Eigenwärme bei Kranken zu gewähren.

Messungen zur Bestimmung der täglichen Schwankungen der Eigenwärme des gesunden Menschen. —

In den Wintermonaten Januar, Februar, März 1844 habe ich in Berlin meine Eigenwärme 40 mal unter der Zunge und 26 mal zugleich in der Achselhöhle gemessen.

Die 40 Messungen unter der Zunge waren unter die verschiedenen Tageszeiten folgendermaaßen vertheilt:

---

[1]) A. Gierse Quaenam sit ratio caloris organici partium inflammatione laborantium etc. Diss inaug. Halae 1842. 4. p. 40—42.

1) Morgens zwischen 7 und 8 Uhr, im Bette, im ungeheizten Zimmer von durchschnittlich 10° C. Temperatur: 4 Messungen, im Mittel . . . . = 36°,63

2) Morgens zwischen 8 und 9 Uhr, nachdem ich mich gewöhnlich über den ganzen Körper gewaschen, 1 bis 2 Gläser frisches Wasser getrunken hatte, und in das Wohnzimmer von 15° Temperatur getreten war, vor dem Kaffee: 5 Messungen, im Mittel . . . . = 36,59

3) $\frac{1}{2}$ bis 2 Stunden nach dem Kaffee, Temperatur des Zimmers 17° — 18°, 4 Messungen, im Mittel . . . . = 37,36

4) Zwischen 10$\frac{1}{2}$ Uhr Vormittags und 2 Uhr Nachmittags, vor dem Essen: 9 Messungen, im Mittel . . . . = 37,21

5) Zwischen 5$\frac{1}{2}$ und 7 Uhr Abends, 3 — 4 Stunden nach dem Mittagsessen und 2 — 3 Stunden nach dem Nachmittagskaffee: 7 Messungen, im Mittel . . . . = 37,31

6) Zwischen 7$\frac{1}{2}$ und 9 Uhr Abends, $\frac{1}{4}$ bis $\frac{1}{2}$ Stunde, nachdem ich warme Weißbiersuppe gegessen: 2 Messungen, im Mittel . . . = 37,00

7) Zwischen 9 und 12 Uhr Abends, nachdem ich meistentheils warm zu Abend gegessen und ein paar Gläser Wein getrunken hatte: 9 Messungen, im Mittel . . . . = 36,70

Die 26 zur Vergleichung bestimmten Messungen in der Achselhöhle waren auf die entsprechenden Zeiten folgendermaaßen vertheilt:

		Mittel der Differenzen mit der Mundhöhle [1])
1) Morgens im Bette 3, im Mittel	= 36°,35	— 0°,27
2) Vor dem Kaffee 3, im Mittel	= 36,65	+ 0,02
3) Nach dem Kaffee 4, im Mittel	= 37,08	— 0,28
4) Von 10½ bis 2 Uhr, vor Tische, 5 im Mittel	= 36,76	— 0,46
5) 3 bis 4 Stunden nach Tische 3, im Mittel	= 36,98	— 0,38
6) Zwischen 7½ und 9 Uhr Abends 1 Messung	= 36,80	— 0,30
7) Zwischen 9 und 12 Uhr Abends 7, im Mittel	= 36,52	— 0,19

Morgens vor dem Kaffee war die Eigenwärme unter der Zunge nicht allein geringer als im Bette, sondern auch ein wenig geringer als die gleichzeitige Eigenwärme der Achselhöhle. Beides ist der kurz vorhergegangenen Einwirkung des kalten Wassers, welches theils zur Reinigung des Mundes, theils zum Trinken diente, zuzuschreiben. Hatte ich kein kaltes Wasser in den Mund gebracht, so war meine Eigenwärme unter der Zunge um diese Zeit höher als sie im Bette gewesen war und auch höher als die gleichzeitige Eigenwärme der Achselhöhle; sie belief sich dann nämlich auf 36,80. Die Eigenwärme der Achselhöhle war zu allen übrigen Zeiten stets geringer als die der Mundhöhle, im Durchschnitt um 0,27 oder 0,3°; in der folgenden Uebersicht werde ich daher die Eigenwärme unter der Zunge vor dem Kaffee = 36,80 setzen.

---

[1]) d. h. mit den gleichzeitig und in gleicher Zahl angestellten Messungen in der Mundhöhle, welche ich der Kürze wegen hier nicht besonders aufführe.

Die Messungen an diesen beiden Körpertheilen zeigen also übereinstimmend, daß die Eigenwärme des Menschen früh Morgens und spät Abends, überhaupt in der Nacht, geringer ist als am Tage, und daß Vormittags nach dem Frühstück eine und Nachmittags nach dem Essen eine zweite Steigerung derselben stattfindet. Die Steigerung nach dem Mittagsessen erscheint bei mir etwas geringer als diejenige nach dem Frühstück, was ohne Zweifel nicht der Fall gewesen wäre, wenn ich meine Messungen 1 bis $1\frac{1}{2}$ Stunden und nicht 3—4 Stunden nach dem Mittagsessen angestellt hätte: denn es ist hinlänglich bekannt, daß die Eigenwärme in den ersten Stunden nach dem Mittagsessen einen höhern Stand als zu irgend einer andern Tageszeit erreicht. Diese Lücke, welche sich zufällig in meinen Beobachtungen befindet, werde ich mir erlauben in der folgenden Uebersicht mit 37,5 für die Mundhöhle und 37,3 für die Achselhöhle auszufüllen.

Bemerkenswerth ist, daß Abends und gegen die Nacht das regelmäßige Sinken der Eigenwärme durch den Genuß von Speisen und Getränken, selbst geistigen Getränken, nicht verhindert zu werden scheint.

Sämmtliche 40 Messungen unter der Zunge (welche ich der Kürze wegen hier nicht einzeln aufführe) geben mir im Mittel = 36,98, also sehr nahe 37°. Das Maximum unter der Zunge fand ich sowohl Vormittags als Nachmittags = 37,50; das Minimum sowohl Morgens um 7 als Abends nach 10 Uhr = 36,50.

Sämmtliche 26 Messungen in der Achselhöhle gaben mir im Mittel = 36,71, also sehr nahe 36,7; im Maximum sowohl Vormittags als Nachmittags = 37,30; im Minimum Morgens um 7 und Abends nach 10 Uhr = 36,30.

Die täglichen Schwankungen der Eigenwärme

eines 30jährigen Mannes im Winter kann ich also, auf eine Decimalstelle abgerundet, nach Messungen an mir selbst in der Mund- und in der Achselhöhle als der Wahrheit sehr nahe kommend so annehmen:

	Mundhöhle	Achselhöhle	Differenz in der Achselhöhle
Mittel	= 37°,0	36,°7	
Maximum	= 37,5	37,3	
Minimum	= 36,5	36,3	
Zu den verschiedenen Tageszeiten und zwar			
Morgens im Bette . . .	= 36,6	36,4	— 0°,2
½ Stunde nach dem Aufstehn, vor dem Frühstück . .	= 36,8	36,7	— 0,1
Nach dem Frühstück	= 37,4	37,0	— 0,4
Vor dem Mittagsessen . . .	= 37,2	36,8	— 0,4
Bald nach dem Mittagsessen	= 37,5	37,3	— 0,2
Abends 6 Uhr	= 37,3	37,0	— 0,3
Abends 8 Uhr	= 37,0	36,8	— 0,2
Abends 11 Uhr	= 36,7	36,5	— 0,2

Das rascheste Steigen der Eigenwärme beobachtete ich Morgens nach dem Kaffee im geheizten Zimmer. Es betrug in ½ bis 1 Stunde gewöhnlich 0,6.

Meine Eigenwärme belief sich in den Händen, wenn sie warm waren, ungefähr auf 33—34°; wenn sie brannten, stieg ihre Wärme auf 36,25 und 36,50. Dies geschah einigemal Abends nach dem Genuß warmer Suppe. Das Maximum der Hohlhand beobachtete ich eines Morgens um 10 Uhr, als in der die Thermometerkugel umschließenden Hand Schweiß ausbrach: das Thermometer zeigte bei dieser

Gelegenheit 36,75. Die Wärme der Achselhöhle war zu derselben Zeit = 37,25; die der Mundhöhle 37,33.

Ich werde nun die von Gierse durch Beobachtungen an sich selbst in der heißen Jahreszeit erhaltenen Ergebnisse mit den meinigen vergleichen [1]).

Gierse fand seine Eigenwärme unter der Zunge in den Monaten Juni und Juli

Morgens bis 8 Uhr, vor dem Frühstück	= 29°,58 R.	= 36°,98 C.	
Morgens nach dem Frühstück . . .	= 29,66	= 37,08	} = 37,16
Zwischen 9 u. 11 Uhr Morgens . . .	= 29,78	= 37,23	}
Vor dem Mittagsessen	= 29,70	= 37,13	
Nach dem Mittagsessen	= 30,00	= 37,50	
Zwischen 3 u. 6 Uhr	= 29,94	= 37,43	
Zwischen 6 u. 10 Uhr	= 29,83	= 37,29	
Nach 11 Uhr Abends	= 29,45	= 36,81	

Der Hauptunterschied zwischen diesen Ergebnissen und den meinigen ist der, daß Gierse im Sommer kein so rasches Steigen der Eigenwärme nach dem Frühstück beobachtete. Wir können die Ergebnisse Gierse's auf eine Decimalstelle abgerundet mit den meinigen zusammenstellen, um daraus das Mittel der Eigenwärme zu den verschiedenen Tageszeiten für das ganze Jahr zu ziehn:

---

[1]) Das Thermometer, dessen sich Gierse bediente, war ebenfalls von J. G. Greiner verfertigt und nach der Reaumur'schen Scale in Fünftel Grade getheilt.

	Gierse unter d. Zunge im Sommer	Hallmann unter d. Zunge im Winter	Differenz im Winter	Mittel des Jahres
Morgens vor dem Frühstück . . .	37°,0	36°,8	— 0°,2	36°,9
Morgens nach dem Frühstück . . .	37,2	37,4	+ 0,2	37,3
Vor dem Mittagsessen	37,1	37,2	— 0,1	37,2
Nach dem Mittagsessen	37,5	37,5	0,0	37,5
Abends gegen 6 Uhr	37,4	37,3	— 0,1	37,4
Abends 8 Uhr . .	37,3	37,0	— 0,3	37,2
Abends 11 Uhr und später	36,8	36,7	— 0,1	36,8

Die Unterschiede der von Gierse im Sommer und von mir im Winter erhaltenen Ergebnisse sind also sehr unbedeutend. Das aus unsern beiderseitigen Beobachtungen gezogene Mittel des Jahres zeigt sehr deutlich das Gesetz der täglichen Schwankungen der menschlichen Eigenwärme.

Das Endergebniß der vorstehenden Zusammenstellung ist folgendes:

Die Eigenwärme des Gesunden ist unter der Zunge im Mittel 37° C.

Sie steht Morgens früh und Abends spät unter dem Mittel, nämlich auf . . . . 36,7 bis 36,8

Sie steigt Vormittags auf 37,3

und Nachmittags auf 37,5

Die Eigenwärme des Gesunden ist in der Achselhöhle 0,2 bis 0,3 niedriger als unter der Zunge.

Das ist Alles, was man über die täglichen Schwankungen der Eigenwärme des Gesunden zu wissen braucht, um zu allen Jahreszeiten die krankhaften Steigerungen der Eigenwärme genau beurtheilen zu können.

Wärmemessungen von Currie, Reuß und Frölich zum Behuf der Wärmeentziehung in Krankheiten. —

Currie maß beständig die Eigenwärme seiner Fieberpatienten. Er fand dieselbe:

im Typhus in gewöhnlichen Fällen = 38°,3 bis 39°,4
selten stieg sie auf 40,6
einmal auf . . . 41,7
im Scharlach in milderen Fällen = 40,6 bis 41,1
in schwereren . . 42,2 bis 42,8 bis 43,3
in den allerschwersten 44,4

Das Wasser, welches er zu den Begießungen anwendete, war stets desto kälter, je heißer er den Körper fand. So oft die Hitze sich erneuerte, übergoß er von Neuem. Siehe seine oben S. 19 zusammengestellten Grundsätze. Seinen eigenen fünfjährigen Sohn übergoß er in der ersten Scharlachfieberhitze, welche auf 42°,8 gestiegen war, in 32 Stunden 14 mal, nämlich

8 mal mit Wasser von 17°,8, jedesmal 4 Gallonen [1]),
2 mal mit Wasser von ungefähr 27°,
4 mal mit Wasser von ungefähr 33°.

Die nächsten Nachahmer Currie's wendeten selten die Zeit und die Mühe daran, die Temperatur ihrer Kranken zu messen. Erst durch Hufeland's Preisfrage wurde ein weiterer Fortschritt in der Lehre von der Wärmemessung zum Behufe der Wärmeentziehung angeregt.

Reuß theilt in seiner Preisschrift [2]) eine Reihe von

---

[1]) Vermuthlich nahm Currie das Wasser nicht kälter in Rücksicht auf das zarte Alter des Knaben: denn obgleich es im Monat August und auf dem Lande war, wird das Brunnenwasser, welches ihm zu Gebote stand, doch wahrscheinlich nicht über 12° C. gehabt haben.

[2]) a. a. O. S. 95 ff.

Beobachtungen von Scharlachfieberfällen mit, in denen er die Eigenwärme der Kranken sowohl in der Mund- als in der Achselhöhle vor und nach der Wasseranwendung gemessen hat. Das Wasser, dessen er sich zu den Begießungen bediente, hatte 4°,4 C. Obgleich die Messungen von Reuß nicht mit der wünschenswerthen Genauigkeit angestellt zu sein scheinen, so ergeben sich aus denselben doch mit Wahrscheinlichkeit folgende zwei beachtenswerthe Bemerkungen:

1. Die Temperatur der Achselhöhle und der Hand, also der Haut, wird durch die kalten Uebergießungen rasch, aber schnell vorübergehend, erniedrigt, während sie unter der Zunge anfangs unverändert bleibt, erst nachträglich fällt und langsam wieder steigt.

2. Die Temperatur der Achselhöhle und der Hand ist im Scharlach manchmal höher als die der Mundhöhle, ein Verhältniß, welches bei Gesunden bekanntlich immer umgekehrt stattfindet. Das Mehr in der Achselhöhle ist keineswegs unerheblich. Ich finde dasselbe im Mittel von 5 aus den Beobachtungen von Reuß ausgewählten vergleichenden Messungen = 1°,4 C. [1]).

Frölich, der sich unter den drei Preisbewerbern am einfachsten und bestimmtesten an die von Hufeland der Beachtung empfohlenen Punkte hielt, gab mit Hülfe seiner zum Theil früheren zahlreichen Beobachtungen genau die Tempe-

[1]) Von den Schriftstellern, welche sich mit Messungen der menschlichen Eigenwärme beschäftigt haben, kennt meines Wissens Niemand diese interessante schon vor 20 Jahren bekannt gemachte Notiz. Die höhere Temperatur der Haut scheint, wo sie vorhanden ist, durch die Hautentzündung genügend erklärt zu werden. Es erscheint nach dieser Bemerkung rathsam, in acuten Exanthemen die Eigenwärme der Kranken zum Behuf der Wärmeentziehung vorzugsweise in der Achselhöhle zu messen.

ratur, die Form und die Dauer der Wasseranwendung an, welche er für die verschiedenen Temperaturgrade des kranken Körpers angemessen gefunden hatte, d. h. welche seiner Erfahrung zufolge hinreichend waren, die Eigenwärme der Kranken auf die normale herabzustimmen. Ich habe diese näheren Bestimmungen, welche ich für einen Hauptvorzug der Frölich'schen Arbeit halte (a. a. O. S. 34. 35) hier zu einer Tabelle zusammengestellt [1]):

Graduirung der Wasseranwendung
oder
Bestimmung der Wärme des Wassers und der Form und Dauer seiner Anwendung zum Zweck der Wärmeentziehung im Verhältniß zu den Wärmegraden des Körpers in Fiebern nach Frölich's Beobachtungen.

Eigenwärme in der Achselhöhle bei trockner Haut	Entsprechende Wärmegrade des anzuwendenden Wassers	Form und Dauer der Wasseranwendung	
36°,7 C.	32° C.	Wiederholte Waschungen des ganzen Körpers.	
37,2	29	Desgl.	
37,8	24	Desgl. oder Bad von ½—1 Min.	
38,3	20	Bad von 1—2 Min.	
38,9	18	Bad von 2 Min.	
39,4	17	Bad von 2—3 Min. oder Waschung von 6—8 Min.	nach Umständen mit Uebergießungen.
40,0	16	Bad von 3—4 Min.	
40,6	13	Bad von 2—3 Min.	
41,1	5	Bad von 1—2—3 Min.	mit Uebergießungen.
41,7 bis 42,2	4 bis 2	Bad von 1—2—3 Min.	
43,3 bis 44,4	4 bis 2	Bad von 3—4 Min.	

[1]) Die Messungen über die Temperatur der Achselhöhle sind genau aus der Fahrenheit'schen in die hundertttheilige Scale übertragen, die

Diese Tabelle, in welcher die Zahlen der ersten Columne aufsteigen, während die Zahlen der zweiten Columne absteigen, enthält also eine nähere Bestimmung des Currie'schen Grundsatzes, daß das Wasser desto kälter anzuwenden sei, je heißer der Körper ist. Konnte Frölich das Wasser nicht so kalt haben, wie er es wünschte, so half er diesem Mangel durch Verlängerung des Bades ab. Uebereinstimmend mit Currie und Reuß fand er, daß im Scharlach die Hitze höher steigt als in irgend einer andern Krankheit, und manchmal schon ½ Stunde nach geschehener vollständiger Abkühlung in der Achselhöhle wieder ihre frühere Höhe erreicht hat [1]). Er fand im Scharlach 6 — 8 — 10 Begießungen in 48 Stunden nöthig. „Bei Gehirnaffection im Scharlach, sagte er S. 44, schaffen schnell wiederholte Begießungen von 15° C. und einige Blutegel hinter die Ohren, wenn sich noch kein Brand einfindet, in 6 Stunden Hülfe."

Das Scharlachfieber und die oben S. 35 angegebenen Bedingungen im Typhus ausgenommen, fand Frölich die Form der Uebergießung in allen übrigen Fällen stets entbehrlich, indem Bäder und Waschungen dasselbe leisteten.

Den verschiedenen Temperaturgraden des Wassers hatte er ebenfalls ihre bestimmten Indicationen in den Temperaturgraden des Körpers angewiesen.

Damit waren die Punkte, auf welche Hufeland die Aufmerksamkeit der Beobachter zu lenken wünschte (siehe oben

---

entsprechenden Wärmegrade des anzuwendenden Wassers aber auf ganze Grade der hunderttheiligen Scale abgerundet, weil es dabei auf ½ Grad und selbst auf ein paar Grade mehr oder weniger nicht ankommt.

[1]) Siehe auch die Beschreibung einzelner Scharlachfälle a. a. O. S. 17—21. 30.

S. 33) erledigt. Auch die Frage, was in der Wirkung der Temperatur des Wassers und was etwa dem Wasser als Wasser zuzuschreiben sein möchte, war implicite dahin beantwortet, daß man mit dem Wasser keine andere Wirkung als die physikalische der Wärmeentziehung und die damit in der Regel in gradem Verhältniß stehende Verminderung der Pulsfrequenz erziele und auch keinen andern Zweck damit erzielen wolle. Zu diesem Zwecke fand Frölich auch den Salzgehalt des Wassers völlig entbehrlich.

Hiermit ist also die Zweckmäßigkeit des Wassers zur Erfüllung der ersten Indication der Typhusbehandlung in dem strengen von uns in der Einleitung aufgestellten Sinne bewiesen.

Damit ein Mittel das Prädicat eines zweckmäßigen vollständig verdiene, hatten wir gefordert, daß der Arzt die Wirkung desselben so in seiner Gewalt habe, daß es gerade so viel wie er beabsichtigt, also weder zu viel noch zu wenig leiste. Nun steht aber die wärmeentziehende Wirkung des Wassers in directem Verhältniß mit seiner Temperatur und der Form und Dauer seiner Anwendung.

Je kälter es ist, je rascher neue Mengen mit der Oberfläche des Körpers in Berührung kommen (Begießung) und je länger es einwirkt, desto mehr wirkt es, desto mehr Wärme entzieht es dem Körper. Seine wärmeentziehende Wirkung hört auf, sobald seine Berührung mit dem Körper aufhört [1]). Kurz, durch die in Folge gewissenhafter Beobachtung festgestellte Graduirung der Wasseranwendung ist die Wärmeentziehung der genauesten Dosirung fähig geworden.

---

[1]) Es wird sich weiter unten (im rationellen Theile) ergeben, daß die einzige Nachwirkung, welche es unter Umständen hat, die allerheilsamste ist.

Vergebens suche ich in dem ganzen Arzneischatze nach einem Mittel, dessen Wirkungsweise so genau ausgemittelt wäre, und dessen Wirkung sich so scharf abmessen und so rein und sicher erreichen ließe, wie die des Wassers.

Es liegt uns nun ferner ob, die Vorzüglichkeit des kalten Wassers vor andern wärmeentziehenden Mitteln durch Vergleichung nachzuweisen. Zum Zweck der Wärmeentziehung kann man außer dem kalten Wasser anwenden:

1. Kalte Luft, Zugluft. Es sind über die Heilsamkeit auch dieser Art von Wärmeentziehung im Typhus Beobachtungen vorhanden. Currie[1]) erzählt folgenden Versuch: Ein Typhuskranker, am 10. oder 11. Tage der Krankheit, lag eine Mainacht hindurch bei offenem Fenster, auf welchem der Nordwestwind stand, unbedeckt im Bette, welches zwischen dem Fenster und dem Kamin stand, so daß die Zugluft über dem Bette ziemlich stark war. Die Temperatur der Atmosphäre war am Abend 18°,3 C. und sank in der Nacht auf 17,8. Vor dem Oeffnen des Fensters war Patient schlaflos, delirirend, Haut trocken, Temperatur 40° C., Puls 120. Der Puls sank bald nach dem Oeffnen des Fensters auf 114, Patient schlief ein, und Currie wendete das unterdeß zum Sturzbade bereitete Wasser nun nicht an, sondern ließ den Kranken ruhig liegen und beobachten.

So lange er unbedeckt blieb, schlief er ruhig, und die Haut war etwas feucht. Er schlief die ganze Nacht, Currie fand ihn am andern Morgen bei völligem Bewußtsein, der Puls war 100, die Temperatur 38°,3. Er hustete ein wenig und man bedeckte ihn mit einem Laken, welches er nun sehr angenehm fand. Der Husten war nicht bedeutend und

---

[1]) II. 11 f.

der Patient genas in wenigen Tagen bei der gewöhnlichen Behandlung [1]).

Wie wohlthätig Horn (a. a. O. S. 128) die kalte Luft, und auch die Zugluft selbst im Winter, für die Typhuskranken fand, ist bekannt.

Ebenso sagt Reuß (a. a. O. S. 71) von seinen Typhuskranken: „Sie lagen leicht bedeckt oder nackend in großen luftigen Stuben, welche im Winter nicht durften erwärmt werden, und in denen ein oder mehrere Fenster bei Tag und bei Nacht offen blieben.“

Frölich (a. a. O. S. 39. 40) fand, daß bei sehr trokkener Hitze nebst den Waschungen selbst die Zugluft so lange nichts schadete, bis die Patienten das Gefühl des Fröstelns hatten. „Tritt dieses ein, so lasse ich die Kranken wärmer zudecken und gebe ihnen aromatischen Thee [2]) zu trinken, worauf der Schweiß selten ausbleibt und die Symptome werden gemildert, meistens tritt auch schon die Reconvalescenz ein.“ Er setzt aber die kalte Luft als wärmeentziehendes Mittel dem kalten Wasser nach, weil der Arzt die Anwendung desselben nicht so genau abmessen könne.

Das kalte Wasser hat als wärmeentziehendes Mittel vor der kalten Luft offenbar den doppelten Vortheil, daß es rascher und daß es gleichmäßiger die Wärme entzieht. Hätte der von Currie beobachtete Kranke in Wasser

---

[1]) Diese Geschichte verliert viel von ihrem Auffallenden, wenn wir bedenken, daß manche Leute die Gewohnheit haben, im Sommer bei offenen Fenstern zu schlafen.

[2]) Dies war in vielen Fällen das einzige Arzneimittel, dessen Frölich sich bediente. Eine schöne von Ueberzeugung dictirte Lobrede auf die Wasserheilkunde findet sich bei Frölich S. 44—50. Es ist als ob dieser erfahrene und biedere Praktiker im J. 1822 eine Lobrede auf Priesnitz hätte schreiben wollen.

von 17 — 18° C. anstatt in Luft von derselben Temperatur gelegen, so würde er keine ganze Nacht, sondern nur einige Minuten gebraucht haben, um von seiner krankhaft erhöheten Wärme 1°,7 C. zu verlieren. Die Wärmeentziehung durch Luft, besonders Zugluft, ist ferner eine ungleichmäßige, indem die dem Zuge zugekehrte Seite des Körpers mehr Wärme abgiebt, als die entgegengesetzte. Eine ungleichmäßige, partielle Temperaturverminderung des Körpers scheint aber gerade diejenige Bedingung zu sein, bei der dasjenige, was wir Erkältung nennen, mit allen seinen gefährlichen Folgen am leichtesten eintritt [1]).

Aus diesen Gründen ist die Wärmeentziehung durch kaltes Wasser der Wärmeentziehung durch kalte Luft unbedingt vorzuziehn.

2. Man kann die Eigenwärme des Körpers mittelbar herabstimmen durch Blutentziehung. Currie [2]) machte folgende Beobachtung: „Bei inflammatorischen Fiebern, vorzüglich bei Lungenentzündungen, sagt er, habe ich oft mit Bewunderung die schnelle Abnahme der Wärme gesehn, von dem Augenblick an, wo das Blut fließt. Solche Beobachtungen habe ich nur zu oft Gelegenheit gehabt, an mir selbst zu machen. In einem Falle, wo meine Temperatur in dem Augenblick, wo die Lanzette eingestoßen ward, 39°,4 C. war, sah ich das Thermometer, das ich in meiner glühenden Hand hielt, erst langsam, dann rasch bis auf 32,7 sinken. Jetzt fühlte ich mich durch und durch kalt, ein kalter Schweiß be-

[1]) Die so allgemein verbreitete Furcht vor Erkältung wird dagegen bei einer allgemeinen und gleichmäßig stattfindenden Wärmeentziehung, wie dieselbe in der ältern und neuern Wasserheilkunde üblich ist, durch hundert- und tausendfältige Erfahrung als gänzlich unbegründet bewiesen.

[2]) II, 249.

deckte meine Stirn und ich sank in Ohnmacht. Mein Assistent sah, ehe er die Vene zuband, auf das Thermometer, das ich noch in meiner Hand hielt, und sahe es bis auf 28,3 fallen. Das abgezapfte Blut betrug gegen 18 Unzen.“ Abgesehn von der durch die Ohnmacht nachträglich bewirkten Temperaturverminderung erlitt die Hand einen Wärmeverlust von 6°,7 C. in Folge der am Arme veranstalteten Blutentziehung. Wollten wir auch den Wärmeverlust des ganzen übrigen Körpers in Folge der Blutentziehung nicht ganz so groß wie den der Hand annehmen, so würde doch immer eine Herabstimmung der Eigenwärme des ganzen Körpers um mehrere Grade als unmittelbare Wirkung der Verminderung der Blutmasse übrig bleiben. Bekanntlich werden auch in Folge von bedeutenden spontanen Hämorrhagien die Extremitäten und das Gesicht, indem sie blässer werden, auch kälter. Es läßt sich daher wohl nicht leugnen, daß man durch Blutentziehung die Eigenwärme des Körpers herabstimmen könne. Man entzieht dann aber nicht Wärme allein sondern man entzieht dem Körper Masse, und zwar seine edelste, zur Erhaltung des thierischen Haushaltes vollkommen vorgebildete Masse: Eiweiß, Faserstoff, Blutkörperchen, mit einem Worte, man entzieht Blut. Dies Mittel thut also zuviel, und die Frage, ob die Blutentziehungen ein zweckmäßiges Mittel zum Behufe der Wärmeentziehung sind, muß verneint werden aus dem Grunde, weil dies Mittel mehr leistet als es soll.

Ich enthalte mich hier des Urtheils über die Nothwendigkeit und die Zweckmäßigkeit der Blutentziehungen in reinen Entzündungen; ich behaupte aber, daß sie im Typhus, derselbe mag sporadisch oder contagiös vorkommen, stets und in allen Fällen durch die Prießnitz'sche Methode der Wärmeentziehung und Schweißerregung vollkommen entbehrlich gemacht werden, und muß demzufolge namentlich die Bouillaud'sche Methode, den sporadischen Typhus in der ersten Woche und im Anfange der zweiten durch rasch aufeinanderfolgende Blutentziehungen zu juguliren, für einen nicht zu entschuldigenden Luxus halten.

Im Sommer 1840 sah ich in der Pariser Charité in zwei Fällen, welche Bouillaud für fièvre typhoïde grave erklärte, jeden dieser Kranken in 30 Stunden 5 Pfund Blut nach Preuß. Med.-Gew. verlieren [1]). Der Eine war in der ersten Woche, der Andere im Beginn der zweiten Woche der Krankheit. Sie schienen Beide diesen Verlust gut zu vertragen und traten nach einigen Tagen in die Convalescenz ein. Ich kann nicht behaupten, daß in diesem Falle übele Nachwirkungen eingetreten sind, weil ich die Kranken aus dem Gesichte verlor. Ich setze aber den Fall, Bouillaud selbst erkrankte an einer fièvre typhoïde, und der Arzt könnte ihm mit völliger Sicherheit Heilung, entweder durch Blutentziehung oder durch Wärmeentziehung, versprechen: würde Bouillaud es vorziehn, am Ende der Krankheit um 5 Pfund Blut ärmer zu sein?

Wenn Bouillaud nun in dieser Verschwendung auf fremde Kosten eine tadelnswerthe Bravour an den Tag legt, so muß doch auf der andern Seite anerkannt werden, daß

[1]) Am Morgen des 1. Tages

der Behandlung . . .	3	Paletten	durch Aderlaß
	3	—	durch Schröpfen
am Abend	3	—	durch Aderlaß
am Morgen des 2. Tages .	2	—	durch Aderlaß
	3	—	durch Schröpfen

im Ganzen 14 Paletten Blut, jede zu 4 Unzen des französ. metrischen Gewichts, also 56 Unzen jenes Gewichts oder 4 Pfund 11,85 Unzen nach Preuß. Med.-Gew.

das seiner Methode zum Grunde liegende Princip, in acuten Krankheiten mit der Behandlung nicht eher nachzulassen, als bis man ein entschiedenes Nachlassen der Erscheinungen bewirkt hat, höchst beifallswürdig ist und den Mann von Charakter und den tüchtigen Arzt bezeichnet. Bouillaud vergriff sich nur in dem Mittel: Das Princip ist vortrefflich, auch beim Typhus. Prießnitz unterscheidet sich von ihm dadurch, daß er, bei demselben Princip, das richtige Mittel anwendet. Die persönliche Größe von Prießnitz und das Geheimniß seiner unvergleichlichen Erfolge liegt in der bewundernswürdigen Beharrlichkeit, womit er die Krankheit angreift, verfolgt, aber ohne Unterlaß verfolgt, bis sie gebrochen ist. Das Mittel aber, dessen er sich bedient, ist ein durchaus heilsames; es vernichtet die Krankheit allein, ohne dem Kranken zu schaden; es heißt Schweißerregung nach vorausgegangener Wärmeentziehung.

B. Ueber Schweißerregung im Typhus nach der Prießnitz'schen Methode.

Wir verlassen nun die Wärmeentziehung als solche — sie ist in der Prießnitz'schen Methode nicht die Hauptsache, sondern sie ist nur das Mittel zum Zweck der Schweißerregung — und haben jetzt zu zeigen, daß die durch Wasseranwendung nach der Prießnitz'schen Methode bewirkte Wärmeentziehung ein zweckmäßiges Mittel ist, um die von uns aufgestellte zweite Indication der Typhusbehandlung, die Schweißerregung, zu erfüllen.

Zu diesem Ende können wir uns einfach auf die Erfahrung berufen. Das ist der beste und überhaupt der einzige Beweis, den man in einer empirischen Untersuchung zu führen hat. Da der Leser aber die Prießnitz'schen Erfahrungen nicht selbst gemacht hat, so kann er sich mit der einfachen Versicherung, daß die Sache sich so verhalte, nicht begnügen, sondern er muß wünschen, daß ihm glaubwürdige Berichte darüber vorgelegt, und daß diejenigen Punkte, über welche noch keine genauen Beobachtungen mitgetheilt sind, durch vernünftige Gründe wahrscheinlich gemacht werden.

Diesem Wunsche will ich, so weit es in meinen Kräften steht, nachzukommen versuchen. Folgende zwei Fragen wollen beantwortet sein:

1. Kann die Prießnitz'sche Methode den Typhus, auch wenn er sporadisch vorkommt, in der Entstehung vernichten, und wie thut sie dieses?
2. Befördert die Prießnitz'sche Methode mehr als irgend eine andere Methode den Ausbruch des zum regelmäßigen Verlaufe des Typhus gehörigen kritischen Schweißes? Kann sie diesen Schweiß, wenn er zögert, erzwingen, und die Krisen sicher leiten?

1. Es ist die herrschende Meinung der ärztlichen Schriftsteller, daß die miasmatisch-contagiösen Krankheiten im Allgemeinen und der Typhus insbesondere, sobald das Fieber ausgebrochen ist, keiner Abkürzung ihres typischen Verlaufs fähig sind.

Hildenbrand sagt a. a. O. S. 39: Durch den ersten Frostschauer „kömmt der Kranke in die Schranken des Fiebers, aus welchen kein Ausgang mehr ist als — durch die Krise." Derselbe Schriftsteller bemerkt S. 180: „daß bisher keine Heilart des Typhus bekannt sei, welche seinen vierzehntägigen Verlauf abzukürzen vermögend wäre; ja daß hier, wie bei den Pocken und andern exanthematisch-contagiösen Fiebern, die vollkommene Genesung bei Abkürzung dieses Typus gar nicht bestehen, sondern nur der Tod denselben abkürzen oder der abgekürzte Typus den Tod herbeiführen könne."

Diese Behauptung läßt sich nur durch völlige Unbekanntschaft mit den Erfolgen der Currie'schen Methode erklären. Currie hat es bewiesen, daß der Typhus, wenn er durch Ansteckung entstanden ist, noch in den ersten drei Tagen nach dem Ausbruch des Fiebers abgeschnitten werden kann und seine Beobachtungen sind von den verschiedensten Beobachtern unter den verschiedensten Himmelsstrichen einstimmig und vollständig bestätigt worden (oben S. 22 habe ich die Belege aus Currie II. genau citirt). Noch merkwürdiger sind die Erfolge, welche Currie [1]) im Scharlachfieber erhielt. Wer könnte ohne Bewunderung die Erzählung von den Kuren lesen, welche er sowohl als der Prof. Gregory in Edinburg an ihren eigenen Kindern ausführten. In einer Epidemie, es war am 15. Aug. 1801, erkrankten zwei Kinder von Currie, ein Knabe von 5 und ein Knabe von 3 Jahren, am Scharlachfieber. Bei dem ältern, welcher früher angesteckt war als der jüngere, waren bereits 7 Stunden seit dem ersten Fieberschauer verflossen. Seine Hitze stieg bald auf 41°,1 bis 41°,7 bis 42°,2 C. „Ich schloß mich mit diesen beiden Knaben ein, (sagt Currie II, 62) nicht ohne Aengstlichkeit, um mit Hülfe einer reichlichen Menge Brunnenwassers und eines Taschenthermometers diese furchtbare Krankheit zu bekämpfen [2]). Es würde ermüdend und unnütz sein, wenn ich hier weitläuftig sein wollte. Sobald bei dem ältern Buben der hohe Grad der Hitze dauernd geworden war, entkleidete ich ihn und schüttete ihm

---

[1]) I, 62 f. II, 51—86.

[2]) Ein paar Jahre vorher hatte Currie ein kleines Mädchen von 4 Jahren am Scharlach verloren.

4 Gallonen Wasser von 17°,8 C. Temperatur über den Kopf. Die gewöhnlichen guten Wirkungen blieben nicht aus, aber nach zwei Stunden war er ja so heiß als vorhin — das Mittel ward wiederum angewandt und noch wiederholt, so oft die wiederkehrende Hitze es verlangte. Als der älteste zum dritten Sturzbade fertig war, war es der zweite zum ersten. Die Hitze des ältern stieg auf 42°,8, die des jüngern auf 42°,2, und der Puls war bei beiden über 150. In zwei und dreißig Stunden ward der ältere vierzehnmal übergossen, achtmal mit kaltem Wasser, zweimal mit kühlem und viermal mit lauem. Zwölfmal war bei dem jüngern hinreichend, wovon siebenmal das Wasser kalt war. Beide wurden völlig vom Fieber befreit. Am Morgen des dritten Tages waren beide offenbar außer Gefahr, und am Morgen des vierten waren sie, ungeachtet der Puls noch ziemlich frequent war, reconvalescent. In diesem Zustande hatten sie große Neigung zu Schlaf und Ruhe. Sie häuteten sich, auch schwollen die Hände ein bischen, aber es traten keine der andern sekundären Symptome ein.“ — Nicht minder interessant ist der umständliche Bericht des Prof. Gregory (Currie II, 69 ff.) über die Behandlung seiner Kinder im Scharlach. Er betrachtete drei und vierzig Stunden nach dem ersten Uebelsein seinen sechsjährigen Sohn als Convalescenten. Derselbe hatte, im Monat October, in vier und zwanzig Stunden fünf Begießungen bekommen. Currie behandelte in der Epidemie von 1801 und den beiden folgenden Jahren 150 Scharlachpatienten alle mit Uebergießungen „mit einem so beständigen Erfolge, daß er sich eben so sehr darüber wundern als freuen mußte“ (S. 68). „Meistens den dritten und bisweilen erst den vierten Tag begann die Convalescenz“ (S. 54).

Auch aus den Beobachtungen von Frölich und Reuß

ist es ersichtlich, daß es beiden gelungen ist, das Scharlachfieber durch kalte Begießungen abzuschneiden.

Wenn nun in der Geschichte der Medicin sehr gut beobachtete und vollkommen beglaubigte Fälle vorhanden sind, in denen es gelungen ist, sowohl das Scharlachfieber als den Typhus durch rasch auf einanderfolgende Wärmeentziehungen in 2 bis 3 Tagen abzuschneiden und zu Ende zu bringen, warum soll es denn Prießnitz nicht gelungen sein, der doch auch beharrlich Wärme zu entziehn versteht, und auf seine Wärmeentziehungen noch zum Beschluß eine allgemeine Schweißerregung folgen läßt, jene Krankheiten, wie die Erzählungen von Augenzeugen, Aerzten und Nichtärzten melden, in wenigen Tagen vollständig und ohne allen schlimmen Folgen zu beseitigen?

Die Schriftsteller über die Wasserbehandlung des Typhus, Currie an der Spitze, glauben beobachtet zu haben, daß diejenigen Typhusfälle, welche durch Ansteckung entstanden sind, sich viel sicherer abschneiden lassen als diejenigen, bei denen die Entstehung durch Ansteckung ungewiß ist.

Ohne die Möglichkeit, daß in dieser Hinsicht ein Unterschied zwischen contagiösen und sporadischen Fällen stattfinden kann, leugnen zu wollen, erlaube ich mir darauf aufmerksam zu machen, daß und warum jene Ansicht sehr leicht auf einem Irrthum beruhen kann.

In einer Epidemie ist, wegen der Gleichförmigkeit der Symptome, die Diagnose der Krankheit schon in den ersten Tagen vollkommen sicher. Viele Fälle kommen in der ersten Entstehung zur Behandlung und werden sofort energisch angegriffen und beseitigt. Die Diagnose sporadischer Fälle ist dagegen in den allerersten Tagen keineswegs sicher, und zu der Mehrzahl der sporadischen Fälle wird der Arzt erst gerufen, nachdem die Krankheit schon mehrere Tage gedauert hat. Also: Wenn der Arzt früh genug gerufen wird, ist die Diagnose der Krankheit zu unsicher; und wenn die Diagnose unzweifelhaft geworden ist, so ist der günstigste Zeitpunkt zum Abschneiden der Krankheit bereits vorüber. Es ist also möglich und mir wahrscheinlich, daß die sporadischen Typhusfälle durch Wasseranwendung nach der Currie'schen oder Prießnitz'schen Methode in den ersten drei Tagen eben so sicher abschneidbar sind, wie die contagiösen Fälle, und daß sie auch in dem Rufe stehn würden, ebenso sicher abschneidbar zu sein, wenn sie sich nur eben so sicher erkennen ließen. Ich hoffe, daß es bei fortgesetzter besonderer Aufmerksamkeit auf diesen Punkt noch gelingen wird, auch über die Abschneidbarkeit des sporadischen Typhus Beobachtungen zu machen, welche das Vertrauen der Kunstgenossen verdienen.

Auch über die Frage, ob es nicht gelingen werde, auch nach dem dritten Tage den sporadischen Typhus noch abzuschneiden, sind die Acten noch nicht als geschlossen zu betrachten. Wenigstens kann der Umstand, daß uns dies bei einem ersten Versuche in dem a. a. O. beschriebenen Typhusfalle nicht gelungen ist, nicht als Beweis dienen, daß es der Prießnitz'schen Methode in Zukunft nicht gelingen werde, oder, daß es derselben in den Händen von Prießnitz nicht schon gelungen sei. Wir vermutheten freilich sogleich bei der ersten Untersuchung des Kranken am vierten Tage, daß die Krankheit ein Typhus werden würde, konnten aber unserer Sache nicht so gewiß sein, wie wir es nachher waren, als der ganze Verlauf der Krankheit vor uns lag. Als wir am Abend des fünften Tages das anhaltende kalte Halbbad anwendeten, war unsere Absicht, zu versuchen, ob wir die eigenthümliche Eingenommenheit des Kopfes durch diese Ableitung nach unten zu heben im Stande sein würden. Nachdem dieser Versuch gemacht und unser Zweck erreicht war, legten wir den Kranken ins Bett zurück. Damit durften wir uns aber nicht begnügen, wenn wir wirklich versuchen wollten, die ganze Krankheit nach Prießnitz'scher Methode abzuschneiden. Nach der jetzt erlangten bessern Einsicht in die Sache vermuthe ich, daß Prießnitz in diesem Falle anders verfahren sein würde. Er würde den Kranken vielleicht ½ bis 1 Stunde im Sitz- oder Halbbade an den Extremitäten haben reiben lassen, würde ihn alsdann 1 oder 2 Stunden in nasse Tücher eingeschlagen haben, dann wieder ½ Stunde lang in ein Sitzbad gesetzt und wieder in nasse Tücher eingeschlagen haben, und diese Procedur ohne Unterlaß so lange fortgesetzt haben, bis er den allgemeinen Schweiß erzwungen hätte [1]) Indem wir den Kranken nach der kräftigen Wärmeentziehung einfach ins Bett zurücklegten, blieben wir also auf halbem Wege stehn und der unvollständige Erfolg ist nicht der Methode, sondern der unvollständigen Ausführung der Methode zuzuschreiben. Es reicht hin, einen Fehler einmal gemacht und als solchen anerkannt zu haben, um ihn bei künftigen Gelegenheiten zu vermeiden. Hat man einmal klar eingesehn, worauf es bei der Prießnitz'schen Methode ankommt, so ist es auch nicht schwer, sich die Prießnitz'sche Energie zu eigen zu machen.

Auf die erste Frage haben wir also folgende Antwort zu geben: Wenn schon die Currie'sche Methode die Entwicklung miasmatisch-contagiöser Fieber abschnitt, so kann die Prießnitz'sche dies auch, und zwar noch sicherer, weil

---

[1]) C. Munde (Hydrotherapie für Nichtärzte. Leipzig. Frohberger 1841, S. 67—69) erzählt einen Fall aus Gräfenberg, von dem es freilich zweifelhaft bleibt, ob er ein Typhus war, der aber hinsichtlich des von Prießnitz befolgten Verfahrens zum Anhaltspunkte dienen kann.

sie die Kur durch die Erregung eines allgemeinen Schweißes beschließt. Es ist nicht wahrscheinlich, daß sporadische Typhusfälle sich in dieser Hinsicht anders verhalten sollten als contagiöse.

2. Was nun den zweiten Punkt betrifft, ob nämlich die Prießnitz'sche Methode in ausgebildeten Typhusfällen die Krise durch die Haut sicherer als irgend eine andere Methode herbeiführen könne, so leidet derselbe nicht den allergeringsten Zweifel. Es muß sogar von dieser Methode behauptet werden, daß sie in allen Fällen, wo der Arzt früh genug gerufen wird, dem Ausgange der Krankheit durch Lysis zuvorkomme, und man hat ein Recht, dies von ihr zu fordern.

Ein gutes Beispiel der Behandlung eines ausgebildeten sporadischen Typhus nach der Prießnitz'schen Methode hat H. Weißkopf unter dem Titel „Febris nervosa inflammatoria" mitgetheilt [1]). Ein dreißigjähriger Mann mit Delirien, trockener brauner Zunge, trockener brennend heißer Haut und Durchfällen (6 bis 10 mal täglich) kam am sechsten Tage der Krankheit in Behandlung. Er wurde vier Tage hindurch mit täglich zwei Halbbädern von 18°,8 C. Temperatur (das erste derselben dauerte beinahe eine Stunde), mit Umschlägen auf Kopf, Brust und Bauch und mit Einschlagungen beharrlich behandelt, bis am neunten Tage der Krankheit Abends sieben Uhr, als er im feuchten Leintuche lag, ein starker kritischer Schweiß ausbrach, der mit zwei intercurrenten Abwaschungen zwölf bis vierzehn Stunden dauerte.

Am zehnten Tage früh um sieben Uhr Morgens: Völliger Nachlaß der Erscheinungen. Kopf vollkommen frei,

---

[1]) Unter andern sehr beachtenswerthen „Krankheitsgeschichten" in Schmitz der Neue Wasserfreund, Jahrg. 1842, Bd. II, S. 239 ff.

Zunge feucht, die braunen Krusten lösten sich, Haut weich, feucht, von wenig erhöheter Temperatur, Puls voll, weich, von normaler Frequenz. Viel lockerer Schleim wurde ausgehustet und der Stuhlgang war breiig. Mit zwei Abwaschungen täglich erholte sich der Kranke rasch und nach vier Wochen sah er so blühend aus, daß Jedermann sich darüber verwunderte.

Wenn wir bedenken, daß der neunte Tag der früheste Termin ist, welchen Hildenbrand in sehr leichten Fällen für die Krise ansetzt (a. a. O. S. 110), so haben wir Ursache, mit dem Erfolge der Wasserbehandlung in dem angeführten Falle zufrieden zu sein. Diesen Erfolg verdankte Weißkopf nur der Beharrlichkeit, mit welcher er durch Wärmeentziehung auf Schweißerregung hinarbeitete.

Wir knüpfen an diesen Fall die Bemerkung, daß die Durchfälle im Typhus keine Gegenanzeige gegen die Wasserbehandlung abgeben, und daß man denselben gar nicht wirksamer entgegenarbeiten kann, als dadurch, daß man die Hautsecretion hervorruft, worauf eben die ganze Behandlung nach der Prießnitz'schen Methode abzielt. Sobald die äußere Haut zu secerniren anfängt, hören die Durchfälle von selbst auf. Halbbäder, Einschlagungen, gut ausgerungene und eng anschließende Umschläge um den Leib, kurz die verschiedenen Anwendungsweisen des Wassers nach der Prießnitz'schen Methode vermehren erfahrungsmäßig die Durchfälle keineswegs, sondern tragen nur zur Verminderung derselben bei, indem sie die äußere Haut reizen und beleben. Schon Mylius [1]) beobachtete, daß der Durchfall im Typhus keine Contraindication der äußern Anwendung des kalten Wassers sei.

---

[1]) Bei Fabricius a. a. O. S. 314 f.

Frölich sagt S. 38. „Sind Husten und Abweichen offenbare Symptome der bestehenden Krankheit, so lasse ich mich bei gehöriger Indication von der kalten Methode nicht abschrecken, und nie hat mich ihre Anwendung gereut." S. 42 sagt er ausdrücklich, daß die Durchfälle sich durch die Behandlung nie verschlimmerten. Er pflegte daneben kleine Gaben Columbo zu geben. Ein vierzehnjähriges Mädchen, welches „starkes Abweichen und die Trommelsucht in hohem Grade hatte" (S. 26), setzte er am eilften Tage der Krankheit fünf Minuten lang in ein Bad von 18°,3 C. „Bei wiederkehrender Hitze und trockener Haut bis zum dritten Tage wurde das kalte Bad mit der angegebenen Temperatur fünfmal angewendet". Am Ende des dritten Tages nach der Anwendung des Wassers war alle Gefahr vorbei. Das Abweichen verlor sich, der Bauch fiel. Arzneien hatte sie, außer der Columbowurzel in kleinen Gaben, keine mehr gebraucht, ihr Getränk war kühles Wasser.

Wenn schon die frühere kalte Methode die Durchfälle nicht vermehrte, so kann die Prießnitz'sche schweißerregende sicherlich aller gegen dies Symptom gerichteter Arzeneien entbehren.

Eine zweite Bemerkung, welche ich hier einschalte, betrifft die Anwendung der Begießungen. Das Gemeinsame in der Wirkung aller verschiedenen äußerlichen Wasseranwendungen ist, wie wir oben gesehen haben, dem Körper Wärme zu entziehn. In manchen Fällen kommt es nicht darauf an, ob dies auf die eine oder die andere Weise geschehe; in andern Fällen haben aber bestimmte Anwendungsweisen bestimmte Vorzüge wegen bestimmter Nebenwirkungen, welche sie außer der allen gemeinsamen der Wärmeentziehung besitzen. So ist die Form der Begießungen über den Kopf selbst entweder mit einer Gießkanne, oder aus einer gewissen Höhe mit Eimern, oder gar mittelst der Douche unter Umständen allen übrigen Anwendungsweisen des Wassers vorzuziehn, oder doch mit großem Vortheil mit andern Anwendungsweisen zu verbinden. Dies ist ein Punkt, den die Prießnitz'sche Methode zu vernachlässigen scheint, und in dem sie von den Erfahrungen der ältern Wasserärzte Nutzen ziehen kann. Ich erinnere mich nur ein einziges Mal gelesen oder gehört zu haben, daß Prießnitz in acuten Krankheiten kalte Begießungen auf den Kopf selbst angewendet hätte. Immer ist die Rede von langdauernden Sitz- oder Halbbädern mit beständigem Reiben der untern Extremitäten, als dem Hauptmittel, wodurch der Kopf freigemacht werden soll. Dies Mittel ist ohne Zweifel sehr geeignet, dem Körper Wärme zu entziehn und die Circulation in der Haut der untern Extremitäten zu beleben, aber seine Wirkung auf den Kopf ist eine langsame und mittelbare. Es ist aber gar nicht abzusehn, warum die Wirkung auf den Kopf stets eine langsame und mittelbare sein müßte; im Gegentheil scheinen die Begießungen auf den Kopf selbst in folgenden Fällen gradezu angezeigt zu sein:

a) Bei höheren Graden des Deliriums mit Blutandrang zu den Gehirnhäuten, sei derselbe congestiver oder entzündlicher Art. Es ist in diesem Falle nicht nöthig, daß das Wasser hoch herabfalle, jedenfalls ist es aber rathsam, die physikalische Wirkung des kalten Wassers: die Wärmeentziehung [1]), dem leidenden Theile direct zu Gute kommen zu lassen. Nach der Erfahrung von Reuß konnten die heftigsten Phantasien und Verwirrungen durch das Bebrausen des Körpers vom Scheitel abwärts am sichersten und schnell-

[1]) Und die physiologische Wirkung der Wärmeentziehung: die Zusammenziehung der Gefäßwände (siehe den rationellen Theil).

sten gehoben werden. Wer sich nur einmal, während er im Bade sitzt, ein oder zwei Eimer frisches Brunnenwasser gerade auf den Scheitel gießen lassen will, kann das merkwürdige Gefühl der bis mitten ins Gehirn dringenden Kälte aus persönlicher Erfahrung kennen lernen.

b) Bei tiefer Betäubung, wo es darauf ankommt, durch einen plötzlichen Gefühlseindruck auf die Hautnerven, nicht allein durch die Kälte, sondern auch durch den Druck des herabfallenden Wasserstrahls das schlummernde Bewußtsein aufzuschrecken. Viele, welche von den einfachen Sturzbädern nicht merklich genug afficirt wurden, fuhren, wenn die eiskalte Douche ihren Kopf traf, mit lautem Schreien aus ihrer Betäubung auf, zu Horn's [1]) Freude: denn nun begann eine große Hoffnung zu ihrer glücklichen Heilung.

Kurz in allen Fällen, wo der Kopf vorzugsweise leidet, ist auch die Anwendung des Wassers auf den Kopf selbst vorzugsweise angezeigt [2]).

---

[1]) a. a. O. S. 17.

[2]) Vielleicht ist auch, wo es darauf ankommt den Typhus abzuschneiden, die Begießung nach Currie als erste Wasseranwendung, welcher man den Kranken unterwirft, allen übrigen Formen vorzuziehn. — Es darf hier nicht unerwähnt bleiben, daß die neuere Wasserheilkunde den wichtigsten Fortschritt in der Behandlung einer der mörderischsten Krankheiten, des Croup nämlich, der methodischen und beharrlichen Anwendung der Begießungen verdankt. Diese von T. J. Lauda, Magister der Chirurgie und Geburtshülfe und Kreischirurg zu Leitmeritz in Böhmen, erfundene und durch mehrjährige Erfahrung bewährte Methode ist in dessen Buche: Das hydropathische Heilverfahren bei der häutigen Bräune und Bemerkungen über die Gräfenberger Wassercur und das Quecksilber. Prag. Haase Söhne. 1842. 8. niedergelegt. Dies Werk scheint mir das gehaltvollste unter allen mir bekannten neuern Wasserschriften zu sein, und verdient von jedem Arzte ohne Unterschied studirt zu werden.

Nach der Begießung oder während der Pause zwischen zwei Begießungen wird das Reiben der untern Körperhälfte nach der Prießnitz'schen Methode fortzusetzen sein.

Nach dieser Abschweifung kehren wir zur Schweißerregung im Typhus nach der Prießnitz'schen Methode zurück, über welche uns nur wenig mehr zu sagen übrig bleibt. Es versteht sich von selbst, daß man an denjenigen Tagen, an welchen erfahrungsmäßig sich die Krankheit am leichtesten durch Schweiß entscheidet, also am 9., 11. und 14. Tage, den Ausbruch desselben durch längeres Liegenlassen des Kranken im feuchten Leintuche zu befördern suche.

Die Sicherheit und Heilsamkeit der Prießnitz'schen Methode der Schweißerregung, sowohl in chronischen als in acuten Krankheiten, und die Vorzüglichkeit dieser Methode vor der Schweißerregung durch Arzneien ist durch so vielfältige Erfahrungen erprobt und so einstimmig anerkannt, daß man es mir wohl erlassen wird, Vergleichungen in dieser Hinsicht anzustellen.

In der Einleitung hatte ich behauptet, daß die von mir darzulegende Behandlung auf jeden Typhus, man möge so viel Species oder Varietäten annehmen wie man wolle, anwendbar sei, weil die jene Behandlung anzeigenden Bedingungen in jedem Typhus vorhanden seien. In jedem Typhus ist die Eigenwärme erhöht und Schweiß die natürliche Krise der Krankheit. Das Vorhandensein dieser beiden Bedingungen reicht hin, um Wärmeentziehung und Schweißerregung als die Zwecke zu bezeichnen, welche man sich bei der Behandlung jedes Typhus vorzusetzen hat [1]).

[1]) Hiermit ist eigentlich schon mehr gesagt, als streng genommen in den empirischen Theil gehört. Es reicht hin, daß der Typhus erfahrungsmäßig durch Wärmeentziehung und Schweißerregung geheilt wird. Ob man den Schweiß für einen kritischen im

Wir schließen hiermit die empirische Nachweisung, daß das Wasser ein angemessenes Mittel ist, um die Zwecke der Typhusbehandlung zu erfüllen und gehn nun zu dem Versuche über, die Anwendung des Wassers in acuten Krankheiten wissenschaftlich zu begründen. Zu diesem Ende ist es nöthig, etwas weiter auszuholen.

---

hippokratischen Sinne hält oder nicht, ist dabei gleichgültig; und die Frage, ob Krisen im hippokratischen Sinne überhaupt anzunehmen seien, gehört dem rationellen Theile an.

II.

Rationeller Theil.

I. Zur allgemeinen Pathologie und Therapie.

1. Entzündung.

Auf eine Menge älterer und neuerer Experimente und pathologischer Beobachtungen von sehr ungleichem Werthe gestützt, warf vor einigen Jahren Stilling [1]) die fruchtbare Hypothese in die Wissenschaft, „daß die Bewegung, der Tonus, die lebendige Zusammenziehung der Kapillargefäße und Gefäße überhaupt, arterieller wie venöser" durch Nerveneinfluß regulirt werde, daß die Gefäße „weiter nichts als Höhlungen bildende und das kreisende Blut umschließende Muskeln" seien, und daß die Hauptfunction des bisher sogenannten Nerv. Sympathicus eben in der Regulirung der Gefäßbewegung bestehe. Der Sympathicus, lehrte Stilling, sei überhaupt der Bewegungsnerv für die unwillkührlichen oder sogenannten organischen Muskeln, zu denen, wie gesagt, die Gefäße zu rechnen seien. Er nannte ihn deßhalb, dem Gebrauche a potiori fit denominatio folgend, den Nervus Vasomotorius. Stilling stellte ferner die Behauptung auf, daß der Vasomotorius, da er vom Willen unabhängig sei, nur durch einen fortwährenden in den Ganglien vermittelten Reflex von den sensibeln Nerven aus in Thätigkeit erhalten werde. Sei die reflectirende Function der sensibeln Nerven eines Körpertheils aufgehoben, so höre auch die Function aller vasomotorischen Nervenendigun-

[1]) Spinalirritation, Leipzig 1840, S. 162 – 169.

gen desselben Körpertheils auf. Von den vasomotorischen Nerven finde keine Rückwirkung auf die sensibeln statt. Diese Reflexwirkung der sensibeln Nerven auf die unwillkürlichen Bewegungsnerven überhaupt und auf die vasomotorischen Nerven insbesondere sei der bekannten Reflexwirkung derselben Nerven auf die willkürlichen Bewegungsnerven analog zu denken.

Um dieselbe Zeit, wie Stilling, wurde auch Henle bei Gelegenheit einer streng wissenschaftlichen Erörterung der Nervensympathien [1]) durch eigenes Nachdenken zu der Vermuthung geführt, „daß die organischen Nerven (Sympathicus) Bewegungsnerven unwillkührlicher Muskeln und vielleicht des Zellgewebes und der Gefäße sind und als solche nur eine Unterabtheilung in der Klasse der motorischen Nerven ausmachen". Henle warf zugleich die Frage auf: „Sollten nicht auch die Veränderungen im Tonus des Zellgewebes, wenn sie von motorischen Nerven desselben abhängen, ihren ersten Grund in einem veränderten Zustand sensibeler Nerven haben?"

Henle setzte damals noch, von der Contractilität des Zellgewebes ausgehend, auch die Contractilität der Gefäße in die Zellgewebschicht derselben. Es gelang ihm aber bald darauf, die von Stilling nur postulirte musculöse Natur der Gefäße durch Beobachtung zu erhärten [2]), indem er die bisher für elastisches Gewebe gehaltene mittlere oder Ringfaserschicht der Arterien- und Capillargefäßnetze mit den organischen Muskeln, z. B. mit der Muskelhaut des Darmes, gleichgebildet fand [3]).

---

[1]) Pathologische Untersuchungen, Berlin 1840, S. 106. 142.

[2]) Ueber die Contractilität der Gefäße. In Casper's Wochenschrift, 1840. Mai. S. 329 – 336.

[3]) Siehe auch Henle Allgemeine Anatomie, Leipzig 1841. S. 596.

Stilling und Henle begegneten sich also in der Ansicht, daß die Gefäße Bewegungsnerven haben, und daß zwischen den sensibeln und vasomotorischen Nerven ein solcher Connex stattfindet, daß die veränderte Erregung der erstern eine veränderte Erregung der letztern hervorruft.

Hinsichtlich der näheren Bestimmung dieses Verhältnisses sind aber die beiden Forscher verschiedener Meinung. Nach Stilling's Ansicht wäre dies Verhältniß ein sympathisches oder consensuelles im engern Sinne = verminderte Erregung der sensibeln Nerven hätte demnach eine verminderte Erregung der vasomotorischen, ebenso erhöhete Erregung jener eine erhöhete Erregung dieser zur Folge. Henle hob aber von Anfang an hervor, daß dieses Verhältniß freilich in einigen Fällen ein sympathisches im engern Sinne, in den meisten aber ein antagonistisches sei, so daß erhöhete Erregung der sensibeln Nerven eine verminderte Erregung der vasomotorischen und verminderte Erregung der erstern eine erhöhete Erregung der letztern zu Wege bringe. Er führte unter andern folgendes Beispiel eines antagonistischen Reflexes von sensibeln Nerven auf vasomotorische an. Bekanntlich folgt auf Reizung der Nasenschleimhaut und der Conjunctiva Congestion in der Thränendrüse und vermehrte Thränenabsonderung. „Man hat sich gewöhnt", sagt Henle [1]), „vermehrte Secretion als ein Symptom erhöheter Thätigkeit zu betrachten und dann ist der Zustand der organischen Nerven in dem genannten Falle Erregung und Folge eines Con-

---

Die Gründe für die Abhängigkeit des contractilen Bindegewebes und der Gefäße vom Nervensystem und ihre physiologische Uebereinstimmung mit den Muskeln hat Henle zuletzt zusammengefaßt in der Zeitschrift für rationelle Medicin, Zürich, Jahrg. 1843 Jahresber. S. 67.

[1]) Pathol. Unters. S. 142.

sensus im engern Sinne mit den animalischen Nerven. Offenbar aber sind die Gefäße einer Drüse während der Absonderung, wie die Gefäße einer turgescirenden Haut, in Expansion, also erschlafft; die reichlichere Absonderung kann schon die Folge eines reichlichern Durchschwitzens des Blutes aus den Gefäßen, dieses die Folge einer Erweiterung sein, und Erweiterung kann nur von einer verminderten Erregung in den organischen Nerven herrühren. Dann wäre der Grund vermehrter Secretion von Reizung eines sensibeln Nerven nicht Sympathie, sondern Antagonismus." Den angenommenen Antagonismus zwischen sensibeln und vasomotorischen Nerven wandte Henle auch auf die Schweißabsonderung an, welche er dadurch von der Erregung sensibeler Nerven abhängig macht [1]). Beim Schwitzen nehmen die Schweißdrüsen aus den turgescirenden Kapillargefäßen der Haut Flüssigkeit auf und ergießen sie über die Körperoberfläche. Die Expansion der Kapillargefäße geschieht nach Henle nur in Folge erhöheter Erregung der sensibeln Hautnerven. Deswegen ist er geneigt, im Schweiße nichts anders zu sehn als ein Zeichen der Excitation der Hautnerven. Das Jucken, welches dem Ausbruch des Schweißes durch Erhitzung vorangeht, ist nach ihm ein Ausdruck dieser Excitation.

In diesem Sinne weiterschließend [2]) vermuthete Henle, daß Congestion und Entzündung ihrer nächsten Ursache nach in Erschlaffung (Atonie, Lähmung) der Kapillargefäße beruhen würde und diese antagonistisch durch Reizung der sensibeln Nerven bedingt wäre. Die vier Hauptsymptome der Ent-

---

[1]) Pathol. Unters. S. 207 u. 271—273. — Allg. Anat. S. 987 Anmerk. — Zeitschr. f. rat. Med. 1842, S. 16.

[2]) Pathol. Unters. S. 152. 156. — Zeitschr. f. rat. Med. 1843, Jahresber. S. 73. 130.

zündung: Schmerz, Hitze, Röthe und Geschwulst, suchte er demgemäß auf eine primäre Affection der Gefühlsnerven zurückzuführen: der Schmerz bestehe in gesteigerter Erregung der genannten Nerven; von der Erregung der Nerven hänge auch die Erzeugung der objectiven, meßbaren Wärme ab; Röthe und Geschwulst seien Folge der antagonistischen Lähmung der Gefäße, wodurch die Circulation verlangsamt und die Ausschwitzung vermehrt werde.

Dies sind die Grundzüge der von Henle sogenannten neuropathologischen Theorie [1]) der Entzündung, deren Aufstellung ohne die Anerkennung der Existenz der Gefäßnerven unmöglich gewesen wäre, weßhalb wir mit der Lehre vom Vasomotorius unsere Darstellung anheben mußten.

Diese Theorie wird zur Aufklärung unserer pathologischen Ansichten entschieden beitragen, auch wenn schon die nächste Zukunft zeigen sollte, daß sie eine einseitige Auffassung eines Vorgangs ist, welcher wesentlich auf der Wechselwirkung zwischen Nerven und Blut beruht, und zu welchem nicht immer von der einen Seite, nämlich von den Nerven aus, die erste Anregung gegeben zu werden braucht. Diese Theorie ist deswegen ein Fortschritt, weil sie überhaupt die erste consequent durchgebildete Ansicht von der Entzündung ist und consequent durchgebildete Ansichten immer nützen, auch dann, wenn die Consequenzen über die natürlichen Gränzen hinausgetrieben sind: denn solche Uebertreibungen fallen bald auf, und werden dann auf das richtige Maaß zurückgeführt. Eine Beschränkung der neuropathologischen Theorie ist von den durch Andral und Gavarret ausgeführten und angeregten Untersuchungen über die quantitativen Veränderungen der näheren Bestandtheile des Blutes in

---

1) Jahresbericht in der Zeitschr. f. rat. Med. 1843.

Krankheiten mit Wahrscheinlichkeit zu erwarten. Henle hat versucht, die Resultate der Untersuchungen des Entzündungsblutes seinen neuropathologischen Ansichten gänzlich unterzuordnen, indem er die quantitativen Veränderungen, welche die Zusammensetzung der ganzen Blutmasse in Entzündungen zeigt, nur als eine Folge der in dem entzündeten Organ vorhergegangenen örtlichen Exsudation, als eine Wirkung der Abzüge durch die Exsudation, darstellen möchte. Da die Exsudation nicht ohne Gefäßerweiterung zu denken ist, Gefäßerweiterung aber nach Henle eine verminderte Erregung der vasomotorischen in Folge erhöheter Erregung der sensibeln Nerven anzeigt, so scheint auf diese Weise auch die Veränderung des Blutes in Entzündungen auf eine primäre Affection der Gefühlsnerven zurückgeführt; das primum movens des Entzündungsprocesses wäre demnach nicht im Blute zu suchen, sondern dem Nervensysteme in der Action desselben auf die Gefäßwände einseitig vindicirt.

Ohne über einen so schwierigen Gegenstand absprechen zu wollen, gestehe ich offen, daß dieser Versuch Henle's [1]) mich nicht befriedigt hat. Einmal glaube ich nicht, daß die

---

[1]) Jahresbericht a. a. O. S. 118. 119. Aufgefallen ist mir, daß Henle die Abnahme der Blutkörperchen im Entzündungsblute für ein wohl constatirtes Factum erklärt, da mir nur die Zunahme des Faserstoffs ein wohl constatirtes Factum zu sein scheint. Ich urtheile nach Andral Essai d'hématologie pathologique, Paris 1843, p. 72 — 125. Henle bezieht sich auf die erste Arbeit von Andral und Gavarret und auf F. Simon. An einer Stelle des Jahresberichts S. 120 sagt Henle freilich im Vorbeigehn, daß er die Möglichkeit einer primären Umwandlung des Blutes und deren Einfluß auf Blutbewegung und Exsudation nicht bestreite; er hat aber dessenungeachtet seine Theorie ganz einseitig durchgeführt, ohne der genannten Möglichkeit irgend eine Stelle in der Wirklichkeit anzuweisen.

Menge der örtlich ausgeschiedenen Stoffe, z. B. in einem acuten Gelenkrheumatismus, groß genug ist, um die gefundenen quantitativen Veränderungen der verschiedenen näheren Bestandtheile der ganzen Blutmasse zu erklären und zweitens vermisse ich auch die Nachweisung, daß die Veränderungen des Entzündungsblutes der örtlichen Ausscheidung nicht vorangehn. Nach Andral's Angaben ist es nicht allein möglich, sondern wahrscheinlich, daß die quantitativen Veränderungen der näheren Bestandtheile der Blutmasse eher vorhanden sind als die örtlichen Ausscheidungen, und in diesem Falle könnten die letztern nicht als die Ursache der erstern betrachtet werden. Nach ihm ist in entzündlichen Krankheiten der Faserstoffgehalt des Blutes von Anfang an vermehrt; die ersten Symptome und die Faserstoffvermehrung waren stets gleichzeitig vorhanden. Andral läßt es daher im Allgemeinen unentschieden, ob die erste Anregung des Entzündungsprocesses vom Blute oder von den festen Theilen (les solides, wir würden „Nerven" sagen) ausgehe.

Die Frage, woher der Entzündungsreiz kommt, legt Henle dem Leser gar nicht vor. Seine Entzündungstheorie fängt er a. a. O. S. 130 mit den Worten an: „Der Entzündungsreiz bewirkt Erregung sensibeler Nerven, dieser folgt antagonistische Erschlaffung u. s. w." als ob der Entzündungsreiz das non plus ultra wäre, über welches man nicht hinaus fragen könnte. Fragen wir aber nach dem Ursprung des Entzündungsreizes, so muß es uns auf der Stelle klar werden, daß derselbe ein doppelter sein, daß er nämlich entweder von Erregung der peripherischen Nervenenden (durch äußere Eindrücke), oder von einer primären (durch äußere Einflüsse, ingesta im weitern Sinne entstandenen) Veränderung des Blutes herrühren kann. Für das Fieber hat sich Henle, wie wir sogleich sehen werden, die Frage nach dem

Ursprunge des Fieberreizes auch wirklich vorgelegt und natürlich beide Entstehungsweisen desselben zugegeben. Dieselben Entstehungsweisen nehmen wir auch für die Entzündung in Anspruch. Wir behaupten keineswegs, daß der Entzündungsreiz immer aus einer primären Alteration des Blutes entstehe, können uns aber durchaus nicht die Beschränkung auflegen, ihn immer für eine primäre Affection der Gefühlsnerven halten zu wollen, sondern behalten uns ausdrücklich das Recht vor, die Quelle des Entzündungsreizes im Blute zu suchen in allen den Fällen, wo wir sie in den Nerven nicht finden können, und diese Fälle möchten wohl die häufigern sein.

Mit dieser Vorsicht gebraucht, ist die neuropathologische Theorie ein nützliches Werkzeug, mit dem wir zur Aufklärung unserer pathologischen Ansichten arbeiten können. Indem ich „neuropathologische Theorie" sage, meine ich eigentlich dasjenige, was vorzüglich wirksam in derselben ist, nämlich die Lehre von den vasomotorischen Nerven und der antagonistischen Erregung derselben durch die sensibeln. Die Frage, woher die Erregung der sensibeln Nerven komme, tritt nicht allein bei der Entzündung ein: sie erneuert sich bei den Secretionen, z. B. beim Schweiß, und wir werden unten Gelegenheit haben zu sehn, daß wir den Ursprung des Anreizes zum Schweiß häufiger in einem veränderten Blute als in einer primären Veränderung der sensibeln Nerven suchen müssen. Irgend woher muß der erste Anreiz, der die sensibeln Nerven erregt, immer kommen: Denn die Nerven können sich nicht selbst reizen. Unter primärer Erregung der sensibeln Nerven — im Gegensatz zu der Erregung derselben Nerven durch ein verändertes Blut betrachtet —, kann also nur die Erregung durch äußere Eindrücke verstanden werden; und diese primäre Erregung der sensibeln

Nerven ist der seltenere Fall, die Erregung durch ein verändertes Blut der häufigere. — Wir wenden uns nun zum

2. Fieber.

Durch eine methodische physiologische Analyse der Symptome des Fiebers (Frost, Hitze, beschleunigter Puls, Rhythmus) hat Henle[1]) dargethan, daß dieselben durch ein bestimmtes organisches System, das Nervensystem, vermittelt werden. Er suchte zuerst zu zeigen, daß die Erscheinungen, welche durch Einwirkung der äußern Wärme und Kälte auf den Körper erfolgen, entweder unmittelbar in Veränderungen der Nerven begründet oder mittelbar aus diesen abzuleiten sind, daß sie Functionen oder Energien bestimmter theils motorischer, theils sensibeler Nerven sind. Er wies alsdann der subjectiv entstandenen Kälte und Hitze, dem Fieberfrost und der Fieberhitze, denselben Sitz an, verfolgte die im Fieber stattfindende Erregung sämmtlicher peripherischen Nerven bis zu ihrer Quelle, den Centraltheilen des Nervensystems, und genauer begränzt, dem Rückenmarke, und fand so, daß die nächste Ursache der Fiebersymptome, mögen dieselben rein oder neben andern Symptomen erscheinen, in einer Alteration des Rückenmarks zu suchen sei[2]).

Da nun aber die Centralorgane des Nervensystems äußern Einflüssen nicht direct ausgesetzt sind, sagte Henle weiter, so kann eine Alteration derselben, welcher Art sie auch

---

[1]) Pathol. Unters. S. 206 — 274.

[2]) Diese theoretische Deduction Henle's einerseits, und andrerseits die praktischen Beobachtungen von Kremers über den Rückenschmerz im Wechselfieber und die ausgedehnten Erörterungen Stilling's über das Wechselfieber, als Spinalirritation betrachtet, scheinen einander auf mannigfache Weise zu ergänzen und zu bestätigen.

sei, nur auf indirectem Wege zu Stande kommen und zwar nur entweder durch die centripetalen Nerven oder durch das Blut [1]).

Als Fälle, in denen die Alteration des Rückenmarks, die wir Fieber nennen, wahrscheinlich oder doch wenigstens möglicher Weise durch die Erregung centripetaler Nerven entspringt, kann man örtliche Entzündungen durch äußere Verletzungen, wie Wunden, Verbrennungen, anführen. Fälle, in denen das Fieber für Folge einer Alteration oder krankhaften Mischungsveränderung des Blutes zu halten ist, sind die acuten Exantheme mit Einschluß des Typhus. Zwar werden, wenn ein in seiner Mischung krankhaft verändertes Blut in den Gefäßen kreist, nicht allein die Centralorgane, sondern zugleich mit den Centralorganen auch alle peripherischen Ausbreitungen des Nervensystems direct alterirt werden. Diese Alteration der peripherischen Nerven wird sich aber sofort in den Centralorganen fühlbar machen, so daß das Fieber in diesen Fällen immer als durch das Blut, welches die Centralorgane, sowohl unmittelbar, als mittelbar durch die peripherischen Nerven, alterirt, entstanden angesehen werden muß.

Ich erörtere hier nicht weiter die Frage nach dem Ursprung des Fiebers in den acuten Exanthemen, in deren Beantwortung ich von Henle abweiche, werde dieselbe aber zu Anfang der speciellen Betrachtung des Typhus wieder aufnehmen.

Die im Vorstehenden enthaltenen Andeutungen über die Processe der Entzündung und des Fiebers reichen hin, um

---

[1]) Die Frage, ob es essentielle Fieber gebe, und was darunter zu verstehen sei, lasse ich, als für meinen Zweck entbehrlich, auf sich beruhen.

uns in den Stand zu setzen, nun einen Hauptpunkt hervorzuheben, welchen jene beiden Processe mit einander gemein haben, und welcher für die allgemeine Pathologie und Therapie von besonderer Wichtigkeit ist. Dies ist die

3. Erhöhung der Eigenwärme in der Entzündung und im Fieber.

Unter den Wärmemessungen entzündeter Theile verdienen die von Gierse [1]) volles Vertrauen wegen des Fleißes, mit dem sie angestellt sind, und weil dabei die Wärmeerhöhung durch Entzündung von der Wärmeerhöhung durch Fieber sorgfältig geschieden ist. Die Messungen mit dem Quecksilberthermometer sind freilich zu Bestimmungen dieser Art nicht in allen Fällen geeignet, indem sie nicht die ganze Temperaturerhöhung äußerer zu messender Theile geben. Die Resultate, welche Gierse erhalten hat, nämlich eine Erhöhung von 0°,50—0°,94 C. sind daher wahrscheinlich zu klein; sie sind aber dadurch um so sicherer. Gierse fand beständig, daß das Quecksilber an entzündeten Theilen rascher den höchsten Stand erreicht, als an nicht entzündeten Theilen, was eine raschere Wärmeentwicklung anzeigt. Gegen das Bedenken, daß die Ergebnisse der Messungen im Verhältniß zu der Wärme, die wir in entzündeten Theilen empfinden, zu klein zu sein scheine, bemerkt Gierse, das verhältnißmäßig höhere Wärmegefühl des Kranken in dem entzündeten Theile möchte durch den Umstand zu erklären sein, daß die sensibeln Nerven eines entzündeten Theils krankhaft verändert und daher wohl gegen den Wärmereiz empfindlicher sind, so wie eine krankhaft veränderte Netzhaut gegen den Lichtreiz empfindlicher sei. Berger, Becquerel und Breschet erhielten, die Letzteren mit dem thermo-

[1]) a. a. O. S. 26.

elektrischen Apparate, höhere Werthe [1]). Der Erstere fand bei einem Manne, dessen Temperatur unter der Zunge = 36°,87 C. war, die Wärme in einem Absceß unter der Oberschenkelbinde = 38°,44 C., also um 1°,57 höher als in der Mundhöhle (die Differenz mit dem gesunden Oberschenkel wird also noch bedeutender gewesen sein). Die Letzteren fanden bei einem Mädchen, dessen Temperatur unter der Zunge = 37°,50 war, die Wärme in einer scrophulösen Geschwulst am Halse = 40°, also um 2°,5 erhöht.

Ueber die Erhöhung der Eigenwärme in Fiebern giebt es, außer den im empirischen Theile von Currie, Frölich und Reuß angeführten, verschiedene neuere von Gierse, Gavarret [2]), Andral [3]) und Roger [4]), welche zu einigen wichtigen Bemerkungen Veranlassung geben.

1. Objective Erhöhung der Eigenwärme ist mit jedem Fieber ohne Ausnahme wesentlich verbunden. Roger, welcher, der herrschenden Richtung seiner Landsleute gemäß, aus seinen Temperaturbeobachtungen besonders für die Diagnose Vortheil zu ziehn bemüht ist, betrachtet daher eine Eigenwärme von mehr als 38° C. in der Achselhöhle als das sicherste Zeichen von Fieber bei kleinen Kindern.

2. Objective Erhöhung der Eigenwärme ist während der ganzen Dauer des Fiebers, also nicht allein im Hitzestadium und im Schweiße, sondern auch während des Frost-

---

[1]) Bei Valentin Physiologie Bd. I. Braunschweig 1843. S. 148 ff. aufgeführt.

[2]) Bei Henle im Jahresber. und bei Valentin Repertor. 1840. S. 48 angeführt.

[3]) Gelegentlich im Essai d'hémat. path. p. 72. 94. 173. Siehe auch ebendas. p. 60. 130.

[4]) Roger theilte im Januar dieses Jahres der Pariser Akad. d. Wiss. Beobachtungen über die Eigenwärme kleiner Kinder in Krankheiten in der Achselhöhle gemessen, mit, von denen im Journ. des débats. Févr. 20. 1844. Feuillet. ein Auszug gegeben ist.

stadiums, z. B. bei exanthematischen und Wechselfiebern, vorhanden. Gavarret soll im Frostschauer vor dem Typhus die Wärme der Achselhöhle 1° bis 4° C. höher als „vorher und nachher" gefunden haben; desgleichen im Froststadium des Wechselfiebers die Wärme 1° bis 4° C. über der normalen und höher als im Hitzestadium. Gierse fand bei einem siebenzehnjährigen Mädchen, welches an Intermittens tertiana anteponens litt, die Eigenwärme der Achselhöhle:

im Froststadium, welches ½ Stunde dauerte	= 41°,13	C.
beim Uebergang vom Frost zur Hitze . .	= 41,25	=
beim Uebergang der Hitze, welche eine Stunde dauerte, zum Schweiß	= 41,45	=
während des Schweißes einmal	= 41,38	=
ein andermal	= 40,75	=
dieselbe Person hatte an dem fieberfreien Tage Vormittags	= 38,25	=

Die Temperatur blieb also auch in der Apyrexie wenigstens 1° über der normalen [1]).

3. Die objective Erhöhung der Eigenwärme ist nicht so beträchtlich in Fiebern, die durch reine Entzündungen veranlaßt sind, wie im Wechselfieber und besonders in den exanthematischen Fiebern. Andral fand die Eigenwärme in Lungenentzündungen = 40°; im Wechselfieber bis zu 42°, Currie im Scharlachfieber nicht selten bis zu 44°,44 C. Die acuten Exantheme, den Typhus einbegriffen, faßt Andral wieder unter dem alten Namen der Pyrexien zusammen, Essai p. 61—72.

[1]) Sollte die letzte Angabe sich bestätigen, so fände also während der Spinalirritation, welche wir Wechselfieber nennen, beständig eine stärkere Wärmeentwicklung statt, auch in der scheinbar freien Zwischenzeit, wo die Irritation, nur durch den Rückenschmerz verrathen, fortbesteht, ohne Paroxysmen hervorzubringen; so daß das Wechselfieber dadurch mit den remittirenden Fiebern eine Aehnlichkeit gewönne.

Woher kommt die Erhöhung der Eigenwärme in der Entzündung und im Fieber?

Um diese Frage genügend beantworten zu können, müßten wir den Ursprung der thierischen Wärme überhaupt besser kennen, als es bis jetzt der Fall ist. Die Physiologen haben es lange Zeit den Chemikern auf's Wort geglaubt, daß die thierische Wärme durch Verbrennung von Kohlenstoff und Wasserstoff durch den eingeathmeten Sauerstoff im Blute, unabhängig oder doch fast ganz unabhängig vom Nervensysteme, gebildet werde. Henle hat dagegen übersichtlich und treffend die wichtigen Gründe zusammengestellt, welche beweisen, daß die Erzeugung der objectiven Wärme und die Erhöhung derselben in Krankheiten in directer Abhängigkeit vom Nervensysteme steht. Wir sind weit entfernt zu behaupten, daß die Nerven die thierische Eigenwärme machen, aber soviel ist gewiß, daß die Wechselwirkung der Nerven mit dem Blute zur Wärmeproduction unentbehrlich erscheint, und daß die thierische Eigenwärme, unabhängig von der momentanen Zufuhr von Sauerstoff, mit der Erregung der Nerven zu- und mit Depression derselben abnimmt. Dies gilt sowohl für örtliche Zustände als für solche, welche das ganze System in Anspruch nehmen und sowohl für sensible als motorische Nerven [1]).

[1]) Um nicht genöthigt zu sein, mehrere Seiten aus Henle abzudrucken, muß ich den geneigten Leser bitten, diese höchst interessante Zusammenstellung im Jahresbericht a. a. O. S. 148—156 nachzusehn. Henle giebt darin beiläufig zwei geschickte Deutungen von kürzlich bekannt gewordenen Thatsachen. Die erste betrifft die Beobachtung von Gierse, daß die Temperatur der Scheide weder bei Schwangern noch bei Menstruirenden über die normale erhöht ist. Henle, der die Entzündung in eine ursprüngliche Erregung sensibeler Nerven setzt und die Erregung sensibeler Nerven für die vorzüglichste Bedingung der Wärme-

In Beziehung auf Nasse's Experiment über die Abhängigkeit der Wärmeproduction von Reizung des Gehirns merke ich noch folgende pathologische Beobachtung von Roger (a. a. O.) an: Unter den von ihm beobachteten Kinderkrankheiten bot die Hirnentzündung (méningite) die höchste Temperatur dar, nämlich 42°,5. Als charakteristisch für die

---

entwicklung hält, findet es ganz in der Ordnung, daß bloße Congestivzustände, bei denen keine Erregung sensibeler Nerven stattfindet, auch nicht mit vermehrter Wärmeentwicklung verbunden sind. Die zweite Deutung, von der ich sprechen will, läßt den Leser unbefriedigt, weil sie einen schwierigen Punkt berührt, ohne ihn zu erschöpfen (woraus ich aber Henle keinen Vorwurf machen will, da es wahrscheinlich gar nicht seine Absicht war, schon an dieser Stelle des Jahresberichts sich darüber zu verbreiten). Sie betrifft die allen Physiologen unerwartet gekommene Thatsache, daß die Eigenwärme auch im Froststadium des Fiebers erhöht ist. Henle will diese Wärmeerhöhung auf Rechnung der in diesem Stadium stattfindenden Erregung sämmtlicher sowohl willkürlicher als unwillkürlicher Bewegungsnerven und der dadurch bewirkten Muskelcontractionen setzen, eingedenk der Beobachtungen von Becquerel und Breschet, daß die Eigenwärme eines Muskels in Folge von Contractionen steigt. Ich möchte mich zur Erklärung der Temperaturerhöhung in allen Stadien des Fiebers, und so auch im Froststadium, lieber im Allgemeinen an die Erregung desjenigen Centralorgans, in welchem das Fieber sitzt, nämlich des Rückenmarks, als an die Erregung der von diesem Organe ausgehenden motorischen oder sensibeln Nerven, für sich betrachtet, halten. Das ist aber eigentlich nicht der Punkt, auf den es hier ankommt. Die Aufgabe ist weniger, nachzuweisen, woher die Temperaturerhöhung auch im ersten Stadium des Fiebers rührt, als zu erklären, wie es zugeht, daß wir, einer meßbaren Temperaturerhöhung bis zu 40° oder 41° ungeachtet, doch Frost fühlen?

Als Henle seine vortreffliche Abhandlung über das Fieber schrieb (1839), war die Frage, ob überhaupt im Fieber eine objective Temperaturerhöhung stattfindet, noch gar nicht an der Tagesordnung. Henle sagt daher in dieser Abhandlung nicht,

mittlere Periode dieser Krankheit führt **Roger** an, daß die Eigenwärme plötzlich unter die normale, nämlich bis 35° fällt — zugleich sinken Puls und Respiration — später aber wieder steigt.

Die Frage, woher die Erhöhung der Eigenwärme in der Entzündung und im Fieber kommt, beantworten wir also,

---

daß eine Temperaturerhöhung stattfindet, scheint auch eine solche eben so wenig im Hitzestadium, als im Froststadium angenommen zu haben: denn er nennt sowohl den Fieberfrost als die Fieberhitze subjectiv, phantastisch. Was soll man denn nun, da die Temperaturerhöhung im Fieber bekannt ist, vom Fieberfrost und von der Fieberhitze denken? Auf diese Frage kann man folgende drei Antworten geben:

a) Beide, sowohl Fieberfrost als Fieberhitze, sind nach wie vor subjectiv, phantastisch, d. h. die Veränderung des Zustandes der Nervenursprünge, dessen Ausdruck sie sind, entsteht von einem andern innern Reize als von dem gewöhnlichen Wärmereize. Hätte man die meßbare Temperatur des Körpers im Fieberfrost unter der normalen, dagegen in der Fieberhitze über der normalen gefunden, so hätte man den Fieberfrost für den Ausdruck des objectiven Wärmemangels, die Fieberhitze aber für den Ausdruck des objectiven Wärmeüberflusses halten dürfen. Da wir aber die meßbare Temperatur in beiden Stadien erhöht finden, so verdient unser Gefühl in dem einen Stadium nicht mehr Glauben, als in dem andern. Die Fieberhitze ist ebenso phantastisch wie der Fieberfrost; unsere Ansicht bleibt dieselbe wie damals, als wir die meßbare Temperatur in beiden Stadien für unverändert hielten.

Indeß scheint es mir doch, daß man mit dieser Behauptung weiter gehn würde als nöthig ist.

b) Man könnte zweitens antworten: Nur der Fieberfrost ist subjectiv, phantastisch. Es liegt unstreitig näher, anzunehmen, daß das Hitzegefühl im zweiten Stadium der Ausdruck des objectiven Wärmeüberflusses sei, und daß die Nervenursprünge im ersten Stadium nur gehindert sind, von der stattfindenden höheren Temperatur afficirt zu werden. Es bleibt dabei aber immer noch zu erklären, wie es kommt, daß sie gerade den entgegen-

dem gegenwärtigen Zustand unsrer physiologischen Kenntnisse zufolge, dahin, daß dieselbe mit der in der Entzündung und im Fieber stattfindenden Erregung der Nerven, also mit den ersten Anfängen sowohl des Entzündungs- als des Fieberprocesses, in der innigsten Verbindung steht. Denn wohin gelangten wir, indem wir die beiden genannten Processe bis zu ihrer Quelle verfolgten? Für die Entzündung war das

---

gesetzten Erregungszustand ausdrücken, denjenigen nämlich, welcher im gesunden Zustande der Organe unfehlbar durch Kälte, d. h. durch Wärmemangel herbeigeführt wird. Ist es zur Erklärung dieses entgegengesetzten Zustandes nöthig, anzunehmen, daß ein von der Wärme verschiedenes inneres Agens die Ursprünge der sensibeln Nerven anders und stärker afficirt, als es die Wärme vermag; oder ist diese Annahme entbehrlich? Diese Annahme scheint mir entbehrlich, wenn wir von der Hypothese Henle's Gebrauch machen wollen, wonach die Wärme der Eine für die Tastnerven adäquate Reiz wäre, wie es das Licht für den Sehnerven ist (Pathol. Unters. S. 223 ff.). So wie Mangel des Lichtreizes schon Dunkelheit ist, so wäre dann Mangel des Wärmereizes schon Kältegefühl und wir müßten also nur annehmen, daß die Ursprünge der sensibeln Nerven im ersten Stadium der Alteration des Rückenmarks, die wir Fieber nennen, von dem Einfluß der Wärme isolirt sind, um eo ipso gesetzt zu haben, daß sie Kälte, d. i. Mangel an ihrem adäquaten Reize ausdrücken müssen. Diese Erklärung würde eine directe Consequenz der Hypothese Henle's sein. Sie scheint mir aber zu künstlich und wir können eine noch näher liegende geben:

c) Weder der Fieberfrost noch die Fieberhitze ist phantastisch, sondern die erstere ist der Ausdruck eines wirklichen Wärmemangels, die letztere der Ausdruck eines wirklichen Wärmeüberflusses. Diese Antwort klingt parador, da wir so eben die Thatsache angeführt haben, daß im Fieberfrost eine Erhöhung unserer Eigenwärme auf 40 bis 41" stattfindet; sie ist aber nicht parador, sobald wir nicht übersehen, daß die Erhöhung unserer Eigenwärme im Fieberfroste nicht allgemein, sondern nur partiell ist, indem die Hände und Füße während des Fieberfrostes wirklich kalt sind. Nun hängt aber, wenn ich mich nicht täusche,

letzte, bei dem wir stehn blieben, eine Erregung sensibeler Nerven, entweder durch äußere Eindrücke oder durch ein in seiner Mischung verändertes Blut bewirkt; für das Fieber eine Alteration der Centraltheile des Nervensystems mit erhöheter Erregung motorischer und sensibeler Nerven, durch peripherische Reize oder durch ein in seiner Mischung verändertes Blut bewirkt. Wir wollen uns noch allgemeiner ausdrük-

---

unser allgemeines Frost- oder Hitzegefühl ganz hauptsächlich von dem Temperaturgrade unserer Extremitäten im engsten Sinne, d. h. unserer Hände und Füße, ab. Haben wir warme Hände und Füße, so fühlen wir uns allgemein warm; haben wir kalte Hände und Füße, so fühlen wir uns allgemein kalt. Auf diese alltägliche Erfahrung gestützt, glaube ich annehmen zu dürfen, daß, wenn die Ursprünge und die peripherischen Enden unserer sensibeln Nerven von verschiedenen Temperaturgraden afficirt sind, der Zustand der peripherischen Enden stets im Allgemeingefühl vorschlägt, so daß der Zustand der Ursprünge dann nicht empfunden wird. Die Hände und Füße sind im Froststadium wirklich kalt, ihre Temperatur ist weit unter der normalen; deswegen fühlen wir allgemeinen Frost, trotz dem, daß die Eigenwärme der innern Körpertheile und darunter auch die der Nervenursprünge krankhaft erhöht ist. Die Kälte der Extremitäten fällt mit dem Krampfe der Kapillargefäße und des Bindegewebes dieser Theile zusammen, welcher das erste Stadium des Fiebers charakterisirt. Mit dem Nachlassen des Krampfes, mit dem Eintritt des Turgors in den äußern Theilen wird auch die Eigenwärme in denselben wieder wirklich erhöht und nun erst tritt das Allgemeingefühl der Hitze ein, obgleich die Eigenwärme der innern Körpertheile schon im ersten Stadium manchmal eben so hoch war, wie sie im zweiten ist. Dies scheint mir die naturgemäßeste Antwort auf die Frage zu sein, wie es zugeht, daß wir, einer meßbaren Temperaturerhöhung bis zu 40 oder 41° ungeachtet, doch Frost fühlen?

Ist diese Ansicht richtig, so müssen wir aber auch den Frost, d. h. die objective Temperaturverminderung der Extremitäten im ersten Stadium des Fiebers für die Wirkung des Krampfes und nicht den Krampf für die Wirkung des Frostes halten.

ken, wir wollen nur behaupten, daß die Wechselwirkung zwischen Nerven und Blut zur Erzeugung der thierischen Wärme unentbehrlich ist, und daß in der Entzündung und im Fieber eine vermehrte Wechselwirkung zwischen Nerven und Blut, und damit zugleich nothwendig eine vermehrte Wärmeerzeugung stattfindet. Immer hat die allgemeine Pathologie einen erfreulichen Fortschritt gemacht, indem die Hitze, welche schon von Alters her zu den sogenannten Kardinalsymptomen der Entzündung gerechnet wurde, in neuerer Zeit sowohl für das Fieber als für die Entzündung näher bestimmt und nachgewiesen worden ist, als eine meßbare Erhöhung der Eigenwärme. Immer haben wir die Thatsache [1]) gewonnen, daß die objective Wärmeerhöhung eine mit den Processen der Entzündung und des Fiebers wesentlich verbundene Erscheinung ist.

Von dieser Thatsache der allgemeinen Pathologie machen wir nun eine directe Anwendung auf die allgemeine Therapie und zwar auf die

4. Wärmeentziehung als Heilmittel in Entzündungen und Fiebern.

Wir behaupten demgemäß, daß die Wärmeentziehung, als Heilmittel in den genannten Krankheitszuständen angewendet, einer rationellen Behandlung derselben näher kommt als irgend eine andere bekannte Behandlung, aus dem einfachen Grunde nämlich, weil sie den Entzündungs- und Fieberproceß näher an ihrer Wurzel angreift, und daß es die nächste Aufgabe einer rationellen Therapie sein muß, namentlich die Blutentziehungen durch Wärmeentziebung zu ersetzen.

---

[1]) Und das ist die Hauptsache, die ich den Leser mehr im Auge zu behalten bitte, als die Erklärung.

Ehe wir hier weiter gehn, haben wir zunächst einen Einwurf zu beseitigen, den mancher Leser an dieser Stelle zu machen geneigt sein möchte, den nämlich, daß wir doch eigentlich einer symptomatischen Behandlung das Wort reden, da die Wärmeerhöhung nicht die Entzündung selbst, sondern nur ein Symptom der Entzündung sei.

Wir müssen uns zu diesem Ende über den Begriff der symptomatischen Behandlung verständigen, und werden bei dieser Gelegenheit auch den der rationellen Behandlung näher zu bestimmen suchen.

Man kann die Benennung „symptomatisch", von der Behandlung gebraucht, in einer niedern und in einer höhern Bedeutung nehmen. In der niedern Bedeutung genommen drückt diese Benennung immer eine Unvollkommenheit aus, und ist unter Umständen ein Tadel: in der höhern Bedeutung ist sie bei dem jetzigen Zustande der Wissenschaft kein Tadel.

In der niedern Bedeutung ist symptomatisch gleichbedeutend mit palliativ. Die symptomatische Behandlung in diesem Sinne besänftigt oder hebt ein lästiges aber unwesentliches Symptom, ohne den Grund der Krankheit zu berühren. Sie lindert wohl die Zufälle, sie heilt aber nicht die Krankheit. In anerkannt unheilbaren Fällen kann auch eine symptomatische Behandlung im niedern Sinne nöthig und nützlich sein, z. B. der Gebrauch der Purgantia calida zur Erzielung regelmäßiger Leibesöffnung bei organischen Gehirnleiden. Tadelnswerth ist sie nur dann, wenn sie sich für eine Radical- oder Kausalkur ausgiebt, was sie nicht ist, oder wenn sie irrthümlich als alleiniges Mittel in Fällen angewendet wird, wo eine Radikalkur möglich wäre. Ein Beispiel einer solchen irrig angewendeten palliativen oder symptomatischen Behandlung im niedern Sinne würde das Verordnen von Nervinis gegen Kopfschmerz, Ohrensausen, Herzklopfen und andere nervöse Symptome in Fällen sein, wo diese Symptome nur Zeichen von Anämie in Folge eines habituell zu starken Monatsflusses sind. In diesen Fällen ist die Krankheit im Gefäßsystem zu heilen, und dazu reicht manchmal schon die Beschränkung des zu starken Blutverlustes hin. Der Arzt, welcher jene Zufälle mit Nervinis zu heilen unternehmen wollte, würde die Krankheit in einem organischen Systeme suchen, in welchem sie nicht sitzt und nicht geheilt werden kann.

In der höheren Bedeutung ist das symptomatische Verfahren gleichbedeutend mit dem empirischen [1]). Für den Empiriker — und alle tüchtigen Aerzte waren und sind Empiriker — sind die Krankheiten nichts als Inbegriffe von Symptomen. Der Empiriker verlangt nichts als die Diagnose, d. h. die Summe der charakteristischen Symptome der Krankheit, um sofort zur Behandlung zu schreiten. Die Symptome sind ihm die Anzeige für die Anwendung gewisser Mittel, welche sich erfahrungsmäßig in Fällen, wo dieselbe Symptomgruppe vorhanden war, heilsam erwiesen haben.

Die höchste Anforderung, welche man an den Empiriker stellen kann, ist die, daß er zweckmäßig handele, d. h. daß er durch die Betrachtung der Symptome, oder durch das Probiren von Mitteln, oder auf beide Weisen zugleich zur Erkenntniß derjenigen Indication, auf deren Erfüllung es ankommt, gelangt sei, und daß er die Mittel besitze, um die erkannte Indication vollständig zu erfüllen. Er kann selbst dann noch zweckmäßig und mit vollständigem Erfolg verfahren, wenn er seine Behandlung nur gegen ein einzi-

1) Nur mit dem hier nicht in Betracht kommenden Unterschiede in der grammatischen Beziehung der beiden Wörter, daß sich das Wort symptomatisch mehr auf die Diagnose, das Wort empirisch mehr auf die Therapie bezieht.

ges Symptom richtet, vorausgesetzt, daß dies Symptom ein wesentliches (im realen Sinne, d. h. eine mit dem Krankheitsproceß unzertrennlich verbundene Erscheinung) sei: denn es kann ihm nicht gelingen, dies Symptom zu heben, ohne daß er zugleich die Krankheit geheilt hat; dies Symptom schwindet nur zugleich mit den übrigen wesentlichen Symptomen. Sind aber die wesentlichen Symptome geschwunden, so ist die Krankheit geheilt. Zur Erläuterung kann uns als einfaches Beispiel das Delirium tremens dienen. Was ist das Delirium tremens? Das Delirium tremens ist für den Praktiker nichts anderes als das gleichzeitige Vorkommen von zwei Symptomen: einem eigenthümlichen Delirium und einem eigenthümlichen Zittern. Die Krankheit ist der Inbegriff dieser beiden charakteristischen Symptome. Wie ist man dazu gekommen, diese Krankheit zu heilen? Man wußte aus unzähligen Erfahrungen, daß Opium ein Mittel ist, um die krankhaft gesteigerte Gehirnthätigkeit zu unterdrücken. Man versuchte es im Delirium tremens und es fand sich, daß man durch Opium in großen Dosen nicht allein das eine Symptom dieser Krankheit, welches die Anzeige zum Gebrauch des Opium gegeben hatte, hob, sondern in und mit diesem wesentlichen Symptom zugleich die Krankheit überhaupt heilte. So hat man durch Versuche den Zweck, den man sich vorstecken muß, um diese Krankheit zu heilen, und das Mittel, welches diesen Zweck erfüllt, kennen gelernt. Wir besitzen also eine empirisch zweckmäßige Behandlung des Delirium tremens.

Auf diesem Wege ist die Heilkunde zu allen zweckmäßigen Behandlungen, die sie überhaupt besitzt, gelangt; denselben empirischen Weg haben wir im ersten Theile eingeschlagen, um den Zweck, welchen man sich vorstecken muß, um den Typhus zu heilen, herauszufinden Durch Vergleichung der verschiedenen von Currie bis Prießnitz im Typhus gebrauchten Formen der Wasseranwendung, fanden wir, das Gemeinsame in der Wirkung derselben sei, dem Körper Wärme zu entziehn. Die Erfahrung lehrte, daß zugleich mit der Herabstimmung der Eigenwärme auf den Normalgrad eine Verminderung der Pulsfreqnenz und der Delirien, ruhiger Schlaf und unter günstigen Umständen ein heilsamer Schweiß eintrat, in und mit dem die Krankheit zu Ende ging. Es stellten sich deßhalb Wärmeentziehung und Schweißerregung als die beiden Hauptaufgaben der Behandlung des Typhus heraus. Die Wärmeentziehung ist auch eine symptomatische Behandlung, sie ist gegen ein Symptom gerichtet, dies Symptom ist aber ein wesentliches im realen Sinne (dies müssen wir wenigstens nach dem Erfolge der Behandlung vermuthen): man kann es nicht gründlich bekämpfen, ohne zugleich ein Nachlassen aller übrigen Krankheitserscheinungen herbeizuführen. Das Beispiel der Typhusbehandlung zeigt, daß ein Symptom die Hauptindication der Behandlung abgeben kann, ohne zu den der Krankheitsspecies eigenthümlichen zu gehören: denn eine bedeutende Erhöhung der Eigenwärme ist ein der ganzen Gruppe der acuten Exantheme gemeinsames wesentliches Symptom [1]), dessen Bekämpfung als einen der Hauptzwecke der Typhusbehandlung aufzustellen uns durch bloßes Nachdenken über die Symptome des Typhus schwerlich in den Sinn gekommen wäre, und auf welches wir erst ganz empirisch, durch die vergleichende Betrachtung derjenigen Behandlungsweisen, die sich unstreitig am heilsamsten im Typhus bewiesen hatten, gekommen sind.

---

[1]) Wie dies schon in der Einleitung (S. 10 Anmerkung) angedeutet wurde.

Alle empirische Behandlung, d. h. beinahe alle ärztliche Behandlung innerer Krankheiten, die es überhaupt giebt, ist also eine symptomatische. Sie ist gegen Gruppen von Symptomen gerichtet, welche man unter einem gemeinsamen Krankheitsnamen zusammenfaßt. Sie ist auch in dem besten Falle, wo sie sich einen ganz bestimmten Zweck vorsetzt, diesen Zweck erreicht und die Krankheit heilt, noch eine symptomatische: denn bei einer solchen empirisch-zweckmäßigen Behandlung handelt es sich um die Bekämpfung Eines Symptoms, durch dessen Beseitigung man die ganze Krankheit beseitigt (weil dieses Symptom zufällig zu den wesentlichen Erscheinungen des Krankheitsvorganges im realen Sinne gehört).

Die symptomatische Behandlung im niedern Sinne oder die palliative, und die symptomatische Behandlung im höhern Sinne oder die empirische haben also das mit einander gemein, daß sie beide gegen ein Symptom oder gegen Symptome gerichtet sind, ohne die Frage nach der innern Natur oder dem Wesen des Krankheitsvorganges, welcher der gemeinsame Grund der Erscheinungen ist, zu berücksichtigen; sie unterscheiden sich dadurch, daß jene gegen (im realen Sinne) unwesentliche Symptome gerichtet ist, d. h. gegen solche, die freilich immer eine nähere oder entfernte Folge des Krankheitsprocesses sind, aber nicht zu den Erscheinungen des Processes selbst unmittelbar gehören, und denen man entgegenwirken kann, ohne den Krankheitsproceß selbst zu stören, daß dagegen diese gegen (im realen Sinne) wesentliche Symptome gerichtet ist, von denen es sich ergiebt, daß sie nicht gehoben werden, ohne daß zugleich der Krankheitsproceß selbst aufhört.

Wie es überhaupt Bedürfniß des denkenden Menschen ist, den Gründen der Dinge nachzuforschen, so ist es schon seit langer Zeit das Bestreben der denkenden Aerzte gewesen, sich sowohl von der innern Natur der Vorgänge, in denen die Krankheitssymptome ihren Grund haben, als von der Art und Weise, wie die angewandten Mittel den Grund der Krankheitssymptome verändern und aufheben, Rechenschaft [1]) zu geben, mit einem Worte, es ist immer das Ideal der denkenden Aerzte gewesen, rationell zu verfahren. Dieses Ideal ist bis jetzt nicht oder doch nur sehr unvollständig erreicht worden. Warum es noch nicht erreicht werden konnte, läßt sich auf folgende Weise zeigen:

Das Leben ist ein Proceß, der zwischen organischen Materien unter gewissen Einflüssen eine gewisse Zeit besteht. Die Krankheiten sind Abänderungen dieses Processes, durch störende Einflüsse hervorgebracht. Um einsehn zu können, wie die Mittel, welche man anwendet, um diese Störungen des Lebensprocesses auszugleichen, wirken, müßte man unter andern die innere Natur und die Gesetze dieser Störungen selbst erst genau kennen. Eine rationelle Therapie setzt also eine rationelle Pathologie voraus. Man wird aber die Gesetze der Störungen des Lebensprocesses nicht genau erkennen, ohne vorher die Gesetze des gesunden Lebens erforscht zu haben. Die rationelle Pathologie setzt also eine exacte Physiologie voraus. Da nun das Leben ein Proceß zwischen organischen Materien ist, so wird man die Gesetze desselben nicht mit wissenschaftlicher Genauigkeit ermitteln können, ohne die Gesetze der organischen Materie überhaupt zu kennen. Eine exacte Physiologie setzt also eine organische Chemie und eine organische Physik voraus, zwei Wissenschaften deren

---

[1]) Ratio = Rechenschaft. Siehe auch Henle Med. Wissenschaft und Empirie in d. Zeitschr. f. rat. Med. 1842. S. 23.

Bearbeitung erst kürzlich begonnen hat und die noch großer Pflege bedürfen, ehe der Stoff für sie in einiger Vollständigkeit herbei geschafft, und wie der der anorganischen Chemie und Physik, nach Zahl, Maaß und Gewicht geordnet, kurz ehe sie mathematisch begründet sein werden.

Wir übersehn so mit Einem Blicke die Reihe der Vorarbeiten, welche unerläßlich sind, ehe wir eine rationelle Medicin im strengen Sinne, ehe wir eine Heilwissenschaft haben werden. Dies Ziel liegt freilich noch weit entfernt; es ist aber erfreulich zu wissen, daß es überhaupt in den Gränzen der Möglichkeit liegt, um den Weg zu kennen, der dazu führen muß und wird. Es giebt in unserer Zeit viele rüstige Arbeiter; die Bahn ist an verschiedenen Punkten gleichzeitig in Angriff genommen, und obgleich sie noch lange nicht in ihrer ganzen Ausdehnung befahren werden kann, so sind doch hier und dort schon große Hindernisse aus dem Wege geräumt, so daß man streckenweise schon darauf zu gehn versuchen kann. Der Einzelne soll meiner Meinung nach dabei nicht die Hände in den Schooß legen und abwarten, bis die Bahn von Anfang bis zu Ende fertig sein wird, wo er dann nur bei der organischen Physik einzusteigen brauchte, um in einem Zuge bei der rationellen Therapie anzukommen, sondern er soll mitarbeiten, den Weg zu ebnen, und mit versuchen, hin und her zu gehen. Am sichtlichsten ist in den letzten zwei Jahrzehnten in der Physiologie gefördert worden. Die mühsame und höchst verdienstvolle Arbeit des Aufräumens, welche zuerst vor allen andern zu unternehmen war, ist in derselben als beendigt zu betrachten. Durch die vorgenommene Wiederholung aller Beobachtungen und Versuche sind eine Menge irriger Ansichten berichtigt, und durch neue Beobachtungen und neue Versuche sind zahlreiche neue und sehr wichtige Thatsachen und Gesetze gefunden worden. Der Thatbestand der Physiologie ist von Neuem festgestellt. Von der Physiologie und der allgemeinen Anatomie aus hat man nun seit einigen Jahren angefangen, die Pathologie zu sichten. Man bemüht sich, die pathologischen Ansichten einer genauen Prüfung zu unterwerfen, und sie mit den Fortschritten der Physiologie in Einklang zu bringen. Das Resultat dieser Bemühungen wird, wenn die Physiologie selbst erst noch weiter ausgebildet ist, eine wissenschaftliche oder rationelle Pathologie sein. Wir sind noch weit entfernt, eine solche zu besitzen, wir streben aber danach so gut wir dies bei dem jetzigen Zustande unserer physiologischen Kenntnisse können.

Wenn ich im Vorhergehenden öfter von den wesentlichen Symptomen des Krankheitsprocesses im realen Sinne gesprochen, und dieselben schon in der Einleitung von den charakteristischen Symptomen, welche den Krankheitsnamen zusammensetzen, unterschieden habe, so schwebte mir dabei der Gedanke vor, daß es das Bestreben des wissenschaftlichen Pathologen sein müsse, die Krankheiten als organische Processe aufzufassen und die Bedingungen, unter welchen diese Processe entstehn, und die Erscheinungen, welche sie darbieten, ebenso zu studiren, wie der Naturforscher irgend einen physikalischen oder chemischen Proceß studirt. Unter den wesentlichen Symptomen der Krankheit im realen Sinne, sind also die nothwendigen Bedingungen und Erscheinungen der Krankheit als eines organischen Processes zu verstehn.

Sehr viel ist schon für die nähere Erkenntniß einer Krankheit gewonnen, wenn wir ein bestimmtes Organ des Körpers oder ein bestimmtes organisches System als Sitz des Processes nachweisen können: denn dadurch bekommen die Erscheinungen ein gemeinsames Band, welches sie zusammenhält, einen Einheitspunkt, unter dem man sie zusammenzufassen versuchen kann. So ist die Localisirnng des Fiebers im Rückenmarke ein wichtiger Fortschritt zur wissenschaftlichen Erkenntniß dieses Krankheitsvorganges, ein Fortschritt, den wir der neuern Nervenphysiologie verdanken. Für die Erkenntniß des Typhusprocesses ist schon viel gewonnen, wenn wir im Allgemeinen von ihm behaupten können und müssen, daß er wesentlich in einer Alteration des Blutes beruhe, daß er im Blut verlaufe, worüber wir im speciellen Theile ins Einzelne gehn werden.

Die Untersuchungen von Andral und Gavarret haben uns mit Hülfe der organischen Chemie noch einen Schritt weiter geführt. Es geht aus denselben mit großer Wahrscheinlichkeit hervor, daß gewisse längst bekannte Krankheitsgruppen, wie die Entzündungen, die Pyrerien, die Anämie, die Plethora, die Hämorrhagien, ein Theil der Wassersuchten beständig mit quantitativen Veränderungen gewisser näherer Bestandtheile des Blutes verbunden sind, so daß diese quantitativen Veränderungen, wenn wir es auch im Allgemeinen dahin gestellt sein lassen, ob sie Ursache oder Product der Processe sind, doch immer als eine wesentliche Erscheinung der genannten Processe betrachtet werden müssen. Auf diesem Wege fortgesetzte Untersuchungen müssen zur Begründung der rationellen Pathologie (der wissenschaftlichen Krankheitslehre) die wesentlichsten Beiträge liefern. Denn da die Krankheiten Processe zwischen organischen Materien sind, so erscheint es zur Ausbildung der Krankheitslehre als Naturwissenschaft unerläßlich, daß die dabei verkommenden quantitativen und qualitativen Veränderungen der näheren und entfernteren Bestandtheile der organischen Materie durch chemische und physikalische Analyse bestimmt werden.

Was nun die rationelle Therapie (die wissenschaftliche

Heillehre) betrifft, so leuchtet aus diesen Andeutungen ein, daß eine durch Beobachtung, Versuche und Analysen erworbene Kenntniß der durch die Arzneimittel bewirkten organischen Veränderungen, oder mit andern Worten, daß eine exacte Kenntniß der Wirkungsweise der Mittel allerdings ein Haupttheil dieser Wissenschaft, aber immer doch nur Eine Seite derselben sein würde, und daß man, um die Wirkungsweise der Mittel in Krankheiten einzusehn, auch andrerseits gleichzeitig einer wissenschaftlichen Erkenntniß der Natur der Processe, die wir Krankheiten nennen, bedarf.

Wir streben also nach einer rationellen Medicin, nach einer Heilwissenschaft, begnügen uns aber vorläufig, bis jene vollendet sein wird, mit der Heilkunde. Es ist ein Glück für uns und für die leidende Menschheit, daß wir uns damit begnügen können und dürfen: denn es leuchtet ein, und verdient hervorgehoben zu werden, daß eine rationelle Medicin, während sie ein geistiges Desiderat des denkenden Arztes ist, gar nicht in demselben Maaße Bedürfniß für die Heilung des Kranken ist. Wir können als Empiriker heilen, d. h. wir können die erfahrungsmäßig als heilsam bekannten Mittel mit Erfolg gegen Krankheitsnamen anwenden, ohne eine wissenschaftliche Einsicht in die Natur des Krankheitsprocesses und in die Wirkungsweise des Mittels zu besitzen, ohne im strengen Sinne zu wissen, was wir thun. Die Heilkunde hat seit Jahrtausenden in den Händen geschickter Aerzte viele Krankheiten wirklich geheilt, und dasselbe thut sie noch alle Tage.

Wir haben schon oben einen niedern und höhern Grad der Empirie angedeutet, indem wir sagten, die höchste Anforderung, welche man an den Empiriker stellen könne, sei die, daß er sich die Erfüllung bestimmter Indicationen oder Zwecke vorsetze. Der niedere Grad der Empirie würde nach dieser

Eintheilung dasjenige Verordnen von Mitteln sein, welches ohne bestimmten Zweck geschieht, lediglich aus dem Grunde, weil das Mittel dieselbe Krankheit oft geheilt hat. Ein empirisches Verfahren niedern Grades ist z. B. das Verordnen des Chinins gegen Wechselfieber. Der Arzt setzt sich dabei nicht den Zweck vor, die eine oder die andere Krankheitserscheinung zu bekämpfen, die Wirkungsweise des Mittels ist ihm auch dunkel. Er giebt das Chinin in gewissen Gaben und in gewissen Zwischenräumen, und der Erfolg ist, daß die Krankheit aufhört. Diese niedere oder gemeine Empirie heilt am sichersten und hat deßhalb, neben dem geringsten wissenschaftlichen, den größten praktischen Werth.

Das empirische Verfahren höhern Grades oder das Verordnen, bei dem man sich der Erzielung bestimmter Zwecke bewußt ist z. B. die Behandlung des Delirium tremens mit Opium, durch welches man die Gehirnthätigkeit unterdrücken will, oder die Behandlung des Typhus mit Wasser, welches man so anwendet, daß man zuerst Wärme entzieht und dann Schweiß erregt, heilt ebenfalls, ohne daß wir wissen wie? Das thut aber nichts zur Sache: denn für den Kranken ist es hinreichend, daß er geheilt werde, und er wird geheilt.

Die bewährten empirischen Methoden werden rationelle Methoden dadurch, daß wir die Natur der Krankheitsprocesse und die Wirkungsweise der Mittel einsehn. Nur das subjective, intellectuelle Verhältniß des Arztes zu den Methoden wird, wenn es eine rationelle Medicin geben wird, verändert sein; die Methoden selbst können objectiv ganz oder doch zum Theil unverändert bleiben. Diejenigen Methoden werden unverändert bleiben, von denen man einsehn wird, nicht allein, wie sie den Krankheitsproceß hemmen, sondern daß sie dies direct auf dem kürzesten Wege thun. Namentlich werden wahrscheinlich die sogenannten specifischen Mittel und Methoden bleiben: denn indem wir ein Mittel ein specifisches nennen, so drücken wir dadurch, wenn ich nicht irre, die Annahme aus, daß die Wirkung des Mittels den Krankheitsproceß unter allen Umständen direct aufhebt. Sobald wir eingesehen haben werden, daß und wie das Mittel dies thut, so ist das Mittel dadurch ein rationelles geworden.

In der Mehrzahl der Fälle wird eine empirische Methode nicht plötzlich eine rationelle werden, weil unsere Einsicht in die Natur der Krankheitsprocesse nur langsam fortschreitet; die Methode wird aber in demselben Maaß rationeller, wie unsere wissenschaftliche Erkenntniß des Krankheitsprocesses und der Wirkungsweise des Mittels fortschreitet. Viele Fälle von Chlorose sind von den ältern Aerzten empirisch durch Eisen und eisenhaltige Mineralwässer geheilt worden. In neuerer Zeit sind wir sowohl in der Kenntniß der Natur dieser Krankheit, als in der Kenntniß der Wirkungsweise dieses Mittels in dieser Krankheit weiter gekommen.

Wir verstehen unter Chlorose ein mehr oder weniger vollständiges Ausbleiben des Monatsflusses aus Anämie oder Blutarmuth. Die Anämie ist von Andral näher bestimmt worden als eine Verringerung der Verhältnißzahl eines der näheren Bestandtheile des Bluts, der Blutkörperchen nämlich. Die drei charakteristischen Symptome der Chlorose: die Blässe, das Blasegeräusch der Karotiden und das Ausbleiben des normalen periodischen Blutflusses lassen sich auf die Verminderung der Blutkörperchen zurückführen. Die rothe Farbe des Blutes hängt von den Blutkörperchen ab: die Blässe der Schleimhäute und der äußern Haut erklärt sich also aus der Verminderung dieses Bestandtheils des Blutes. Das eigenthümliche Blasegeräusch der Karotiden hängt ebenfalls mit der Verminderung der Blutkörperchen zusammen. Das Wie? wissen wir freilich nicht näher anzugeben: jenes Geräusch wurde aber von Andral nie vermißt, wenn die Verhältnißzahl der Körperchen unter 0,080 gefallen war. Auch das Aufhören des Monatsflusses scheint durch den Mangel an Blutkörperchen bedingt zu werden: ebenso wie ein Uebermaaß von Körperchen zu Blutflüssen prädisponirt, ebenso scheint die krankhafte Verringerung der Körperchen die Neigung und die Fähigkeit zu spontanen Blutflüssen zu verringern. Die Verminderung der Blutkörperchen setzt entweder ein zu rasches Absterben der gebildeten Körperchen oder eine mangelhafte Bildung derselben voraus. Die letztere Annahme wird durch das Zusammentreffen der beiden Umstände, daß in die normale Zusammensetzung der Blutkörperchen Eisen eingeht und daß der Gebrauch des Eisens die Chlorose heilt, wahrscheinlich gemacht. Nach dem einige Wochen oder Monate fortgesetzten Gebrauche des Eisens wurde die Verhältnißzahl der Blutkörperchen wirklich wieder vermehrt gefunden, die Blutarmuth war gehoben, das Blasegeräusch verschwunden, die Röthe der Wangen zurückgekehrt und der Blutfluß regelmäßig geworden. Das Wesen der Chlorose im realen Sinne ist also höchst wahrscheinlich eine fehlerhafte Blutbildung, vielleicht durch Mangel an Eisen bedingt. Weiter wissen wir freilich über den organischen Proceß selbst noch nichts zu sagen: wir kennen aber als Product des krankhaft veränderten Blutbildungsprocesses eine ganz bestimmte organische Veränderung, welche den Symptomen zum Grunde liegt, die Verminderung der Blutkörperchen nämlich; und es ist wahrscheinlich, daß wir durch die Zuführung von Eisen die Neubildung von Blutkörperchen begünstigen. Die empirische Behandlung der Chlorose ist also bedeutend rationeller geworden, indem wir jetzt wenigstens annäherungsweise wissen, worin die Chlorose ihren Grund hat und was wir thun, indem wir das genannte Mittel anwenden.

Wenn wir uns bewußt sind, daß ein Symptom, gegen welches unsere Behandlung sich richtet, zu den wesentlichen Erscheinungen des organischen Processes, den wir die Krankheit nennen, gehört, so ist dies schon der erste Schritt, wodurch sich die bisher nur empirisch zweckmäßige, oder die symptomatische Behandlung im höheren Sinne, einer rationellen Behandlung annähert.

In diesem Falle befinden wir uns aber dem Entzündungsprocesse [1]) gegenüber mit der Wärmeentziehung. Wir kommen also zu dem Ausgangspunkte dieser Abschweifung zurück.

Der Einwurf, daß wir doch eigentlich einer symptomatischen Behandlung das Wort reden, ist beseitigt, so weit es nöthig war ihn zu beseitigen. Unsere Behandlung der Entzündung ist keine symptomatische Behandlung im niedern Sinne, sondern sie ist eine symptomatische im höhern Sinne; in diesem Sinne ist der Einwurf richtig, in diesem Sinne hört er aber auf, ein Vorwurf zu sein. Die innere Natur des Entzündungsprocesses ist uns, aller darüber angestellten Untersuchungen ungeachtet, noch viel zu dunkel, als daß wir eine vollkommen rationelle Behandlung dieser Krankheit haben könnten, und wir haben auch die Wärmeentziehung nicht für eine solche ausgegeben.

Wir können aber mit völliger Sicherheit aussagen, daß die Erhöhung der Eigenwärme zu den wesentlichen Erscheinungen des Entzündungsprocesses gehört, und mit ziemlicher Wahrscheinlichkeit, daß diese Erscheinung mit den ersten An-

[1]) Von den Fiebern wird bei der speciellen Betrachtung des Typhus die Rede sein.

fängen des Entzündungsprocesses in der innigsten Verbindung steht und wir haben demgemäß behauptet und behaupten noch, daß die Behandlung der Entzündung durch Wärmeentziehung, eben weil sie einer als wesentlich erkannten Erscheinung des Processes direct entgegenwirkt, sich einer rationellen Behandlung der Entzündung annähert.

Wir haben nun insbesondere nachzuweisen, daß die von uns vorgeschlagene Behandlung rationeller ist, als die durch Blutentziehungen.

Was die Blutentziehungen als Kur der Entzündungen betrifft, so konnten dieselben zu keiner Zeit weniger auf den Namen einer rationellen Behandlung Anspruch machen als eben jetzt, seitdem die Untersuchungen von Andral und Gavarret über das Entzündungsblut bekannt geworden sind. Einen gewissen Grad von Rationalität hat, diesen Untersuchungen zufolge, das Blutlassen nur in demjenigen Zustande, den wir Plethora nennen. Es giebt freilich kein wirkliches Uebermaaß von Blut im lebenden Körper, sondern der mit dem Namen Plethora bezeichnete Krankheitszustand hat nach Andral nur seinen Grund in einer einseitigen Vermehrung der Blutkörperchen; die Blutkörperchen haben aber das Eigene, daß sie beim Oeffnen der Ader zuerst ausfließen, wie Andral sagt, so daß also ein Aderlaß dasjenige Element des Blutes, in welchem die Erscheinungen der Plethora beruhen, vorzugsweise vor den andern Elementen des Blutes vermindern würde. Thatsache ist wohl nur, daß Andral bei jedem folgenden Aderlaß die Verhältnißzahl der Körperchen gegen die Verhältnißzahlen der übrigen näheren Bestandtheile des Blutes verringert fand, was nicht nothwendig seinen Grund darin zu haben braucht, daß die Körperchen zuerst ausfließen, sondern auch daher kommen kann, daß sie langsamer als die übrigen Bestandtheile wiedererzeugt werden. Danach müßten wir uns also so ausdrücken, daß die Blutentziehungen dasjenige Element des Blutes, in welchem die Plethora beruht, auf längere Zeit als die übrigen Elemente vermindern. Das Blutlassen ist nun freilich keine im strengsten Sinne rationelle Behandlung der Plethora: denn um eine solche auszuführen, müßte man den Ursachen der übermäßigen Entstehung der Blutkörperchen bei der Blutbildung selbst durch geeignete Mittel entgegenwirken, nicht aber sich darauf beschränken, das schon gebildete Uebermaaß von Körperchen auf eine Zeitlang fortzuschaffen. Das Blutlassen in der Plethora ist aber jedenfalls ein höchst zweckmäßiges Palliativmittel, und man kann ihm mit Recht eine direct antiplethorische Wirkung zuschreiben.

Ganz anders steht es mit der Wirkung der Blutentziehungen in der Entzündung. Die Blutentziehungen haben, als Kur der Entzündung angewendet, auch nicht einmal einen Schein von Rationalität, weil dasjenige Element des Blutes, welches in allen Entzündungen ohne Ausnahme vermehrt gefunden wird, der Faserstoff nämlich, durch das Blutlassen in Entzündungen nicht allein nicht vermindert wird, sondern den Blutentziehungen zum Trotze selbst beim dritten und vierten Aderlasse noch in steigendem Verhältniß vermehrt gefunden wird. Danach können nun die Blutentziehungen alles Andere sein: ein direct entzündungswidriges Mittel sind sie entschieden nicht [1]). Entweder sind Andral's Untersuchungen falsch, oder dies ist ohne die geringste Uebertreibung die nackte Wahrheit. Dies ist eine harte Wahr-

[1]) Eine besondere Aufmerksamkeit scheinen dagegen nun die Salze zu verdienen, welche das Blut dünnflüssiger machen.

heit; wir dürfen aber keinen Anstand nehmen, sie auszusprechen, da wir denn doch einmal dabei sind, unser Handeln zu raisonniren. Unter diesen Umständen können die Blutentziehungen, wenn sie die Entzündung heilen, dies nur auf **indirectem** Wege thun, dadurch nämlich, daß sie allgemein schwächend wirken.

Erklären läßt sich dabei nicht viel. Ich weiß mich wenigstens darüber nicht besser auszudrücken als ungefähr so: das Leben ist ein Proceß, welcher zunächst zwischen den Nerven und dem Blute vorgeht, und zu dessen Fortbestehn die Gegenwart einer gewissen Menge von Blut unerläßlich ist: denn die Erfahrung lehrt, daß mit dem Lebenssaft die Lebenskraft entweicht. Die Entzündung ist ebenfalls ein Proceß, welcher zwischen den Nerven und dem Blute vorgeht, und zu dessen Fortbestehn die Gegenwart einer gewissen Menge von Blut nothwendig erscheint: die Erfahrung scheint wenigstens zu lehren, daß in gewissen Fällen durch Entziehung einer beträchtlichen Menge von Blut entzündliche Krankheiten gehoben worden sind. Nehmen wir nun an, daß die zum Fortbestehen des Entzündungsprocesses erforderliche Blutmenge in der Regel größer ist, als die zur Erhaltung des Lebens unbedingt unerläßliche, so kann es sich also in glücklichen Fällen treffen, daß die nach reichlichen Aderlässen im Körper zurückgebliebene Blutmenge nicht hinreicht, den Entzündungsproceß fortzusetzen, während sie noch hinreicht, den Lebensproceß zu erhalten. Der Arzt, welcher durch reichliche und rasch auf einander folgende Blutentziehungen die Entzündung aushungert, jugulirt, gleicht dem Feldherrn, welcher sein eigenes Land schonungslos verwüstet, um den Feind, dem er nicht anders beizukommen weiß, durch Entziehung der Subsistenzmittel zum Rückzuge zu zwingen. Ein solches Verfahren des Arztes ist aber keine Kunst, sondern ein rober und barbarischer Nothbehelf, der nur dadurch entschuldigt wird, und auch stets nur dadurch entschuldigt worden ist, daß es zur Zeit kein anderes Mittel gebe, um den Kranken vom sichern Tode zu retten. Dadurch giebt man aber zu, was freilich nicht zu leugnen ist, daß die Heilkunst der Entzündungen sich noch in ihrer Kindheit befindet, und daß eine Vervollkommnung derselben sowohl für das Wohl des Kranken, als für die Ehre des Arztes dringend wünschenswerth erscheint.

So steht es um die Therapie der Entzündung durch Blutentziehungen nach Andral's Untersuchungen. Noch nie ist eine ernstere Mahnung an eine tausendjährige Routine ergangen, Rechenschaft abzulegen über sich selbst.

Unter diesen Umständen dürfte der Vorschlag, die Wärmeentziehung an die Stelle der Blutentziehungen zu setzen, wohl der Mühe des Versuchs werth erachtet werden, da er einem sehr fühlbaren Bedürfniß der Praxis abzuhelfen verspricht, und da er bei dem gegenwärtigen Zustande der allgemeinen Pathologie als ein theoretisch wohl begründeter erscheint.

An die oben gegebenen Nachweisungen über die innige und wesentliche Verbindung einer vermehrten organischen Wärmeentwicklung mit dem Entzündungsprocesse (S. 97 ff.) knüpfe ich nun weiter folgende naheliegende Vermuthung: Da der Entzündungsproceß stets mit Wärmeerhöhung verbunden ist, so ist es möglich und wahrscheinlich, daß derselbe zu seiner Entwicklung eine gewisse Höhe der Körpertemperatur nöthig hat und bei der Erniedrigung der Eigenwärme unter einen gewissen Grad (der vielleicht schon der Normalgrad ist oder nur wenig unter dem Normalgrad zu liegen braucht) nicht fortbestehen kann. Diese Vermuthung scheint auch durch die Beobachtung bestätigt zu werden, daß es bei kaltblütigen Thieren nicht gelingt, durch Verletzungen einen eigentlichen Entzündungsproceß mit seinen Ausgängen, wie bei warmblütigen, zu erregen. Wenn man nun dem entzündeten Theile die überschüssige Wärme in demselben Maaße, wie sie entwickelt wird, sofort wieder entzöge, und außerdem zu gleicher Zeit die Temperatur des ganzen Körpers herabstimmte, so dürfte man hoffen, die Fortdauer des Entzündungsprocesses sicher zu verhindern. Mit einem Worte, man muß die Entzündung eben so gut durch Wärmeentziehung ersticken, juguliren können, wie durch Blutentziehungen. Angenommen, es gelänge auch nur, durch die angedeutete allgemeine und örtliche Wärmeentziehung die erste Kraft des Entzündungsprocesses zu brechen, oder ihn auf eine Zeitlang zu unterbrechen, so würde man diese freie Zwischenzeit dazu zu verwenden haben, unter Fortsetzung der örtlichen Wärmeentziehung einen allgemeinen Schweiß zu erregen, welcher bestimmt sein würde, die Stelle einer kritischen Ausscheidung zu vertreten.

In diesem Falle, wenn nämlich die Schweißerregung als nothwendige Ergänzung der Wärmeentziehung nachfolgen müßte, würde die Wärmeentziehung doch schon eben so viel leisten wie die Blutentziehungen, denen man auch nur die Kraft, die Krankheit zu brechen, zuschreibt, während man die Beendigung der Krankheit von einer kritischen Ausscheidung erwartet, zu der dann aber leider — so hört man wenigstens klagen — der Natur häufig keine Kraft mehr übrig bleibt.

Bei der vorausgesetzten gleichen Sicherheit beider Behandlungsweisen liegt also der entschiedene Vorzug der Wärmeentziehung auf der Hand. Dieser Vorzug besteht darin, daß bei der Wärmeentziehung, welche man ohne alle Uebertreibung ein ganz unschädliches Verfahren nennen darf, die Säfte und Kräfte des Körpers geschont bleiben, während dieselben durch die Blutentziehungen auf eine oft unersetzliche Weise vergeudet werden.

Wenn es mir gelungen ist, in dem Leser, der sich die Mühe nicht hat verdrießen lassen, mir bis hierher zu folgen, die Ueberzeugung zu begründen, daß es sich hier um mehr als ein neues Präparat oder eine neue Receptformel, daß es sich hier um ein großes und wichtiges Heilprincip handelt, so ist der Zweck dieser Deduction erreicht.

Ich erlaube mir hinzuzufügen, wenn es anders dieser Bemerkung bedarf, daß ich dies Princip im Wasser gefunden habe, und daß es meine Absicht war, im Vorstehenden die wissenschaftliche Grundlage nachzuweisen, auf welcher die Prießnitz'sche Heilpraxis der Entzündungen ruht. Es leidet für mich keinen Zweifel, daß Prießnitz und Andere nach seiner Methode Lungen- und andere Entzündungen wirklich geheilt haben. Die Fälle sind nur bis jetzt meistens zu unvollständig beobachtet und zu ungenügend mitgetheilt. Ich kann jedoch wenigstens Eine Krankengeschichte anführen, welche allen billigen Anforderungen genügt. Sie ist von H. Weißkopf [1]) und betrifft eine Lungenentzündung, welche derselbe bei seiner eigenen Frau nach der Prießnitz'schen Methode heilte. Ich hoffe, daß mir nicht lange mehr die Gelegenheit fehlen wird, eigene Beobachtungen zu liefern. Bis dahin will ich zufrieden sein, wenn diejenigen, welche noch nicht an die Wirklichkeit der Wasserheilungen haben glauben mögen, mir vorläufig nur dies zugeben wollen, daß, wenn die Wasserbehandlung acuter Krankheiten noch nicht vorhanden wäre, es nunmehr der Mühe werth sein würde, sie zu erfinden.

---

[1]) a. a. O. S. 256 ff.

Um die Wasserbehandlung wissenschaftlich zu begründen, haben wir in diesem der allgemeinen Pathologie und Therapie gewidmeten Theile nunmehr die Wirkungsweise der Wasseranwendung zur Erfüllung der beiden Aufgaben, welche wir uns für die Behandlung acuter Krankheiten gestellt haben, der Wärmeentziehung und Schweißerregung, näher zu untersuchen. Wir fragen zunächst: Kann man durch Anwendung von kaltem Wasser die Aufgabe, die Eigenwärme des ganzen Körpers unter die normale, wenn es erforderlich ist, herabzustimmen, erreichen? Auf diese Frage kann man nur durch Beobachtungen antworten.

Messungen über die Erniedrigung der Eigenwärme des lebendigen Körpers durch kalte Vollbäder.

Es sind merkwürdige und bisher gänzlich unbeachtete Versuche von Currie angestellt worden, um die Schwankungen der Eigenwärme des menschlichen Körpers im kalten Vollbade durch Messung zu bestimmen. Die Veranlassung, welche diesen Forscher zur Anstellung dieser Versuche trieb, war die Begierde zu wissen, woher es gekommen sein möchte, daß von mehreren Personen, welche im December 1790 23 Stunden auf einem Wrack zuzubringen genöthigt gewesen waren, alle diejenigen am Leben geblieben waren, welche mehr oder weniger tief im Wasser gesessen hatten, während diejenigen, welche nur von Zeit zu Zeit von der See bespült und außerdem von Schlossen und Schnee durchnäßt worden waren, vor Kälte gestorben waren.

Currie setzte einen Mann unter freiem Himmel bei durchschnittlich 5°,3 C. Temperatur der Luft und des Wassers in eine mit ungefähr 550 Quart Salzwasser gefüllte Wanne, und verglich die Eigenwärme dieses Mannes im Bade, unter der Zunge gemessen, mit der vor dem Hineinsteigen ermittelten. Aus dieser umsichtig angestellten und umständlich erzählten Versuchsreihe lassen sich für unsern therapeutischen Zweck folgende merkwürdige Ergebnisse ziehn, welche als Anhaltspunkt zu fernern Versuchen dienen können:

1. Der Wärmeverlust, welchen Currie auf diese Weise fand, betrug:

nach 1—3 Minuten = 4°,8 C. (Mittel von 7 Versuchen)
nach 6 Minuten . = 2,8 C. (nach 1 Beobachtung)
nach 12—15 Minuten = 1,8 C. (Mittel von 5 Versuchen)
nach 22—30 Minuten = 1,4 C. (Mittel von 4 Versuchen).

Die Eigenwärme nahm also nicht in gradem Verhältniß mit der Dauer des kalten Bades ab. Sie fiel nur während der ersten 3 Minuten bedeutend, dann fing sie schon wieder an zu steigen und war nach ¼ bis ½ Stunde nur noch um 2° bis 1°,5 vermindert. Es scheint auch, daß bei demselben Individuum in jedem folgenden Versuche die Eigenwärme etwas weniger fiel. Da nun die Wärmemenge, welche das kalte Wasser dem Körper entzieht, in jeder Minute fast ganz gleich groß ist, so muß sich die Wärmeerzeugung im Körper von der dritten Minute an in jedem Versuche steigend vermehrt, und auch bei jedem folgenden Versuche etwas zugenommen haben. Dies ist es, was wir ausdrücken, wenn wir sagen, daß sich der Körper an die Einwirkung der Kälte gewöhnt habe.

2. In einem Versuche (No. 3.) steigt R. Edwards (so hieß der Mann, der zu der Mehrzahl der Versuche diente) mit einer Eigenwärme von 36°,7 C. in ein Salzwasserbad von 6°,7 C. Nach einer Viertelstunde hatte er = 35°,6, also nur 1°,1 weniger als vor dem Bade. Er wurde nun in den Wind gestellt, bis die Eigenwärme auf 32°,2 gefallen war, und dann in ein Süßwasserbad von 36°,4 gesetzt, und hatte nach einer Viertelstunde in diesem Bade ebenfalls 35°,6. In einem Bade, dessen Temperatur 30° unter der Temperatur

des Körpers war, stand also die Eigenwärme des Körpers nach einer Viertelstunde nicht niedriger als in einem Bade, dessen Temperatur der des Körpers beinahe gleich war, ebenfalls nach einer Viertelstunde.

3. Kaltes Wasser und kalte Luft, welche am Körper vorbeiströmen, und letztere vorzüglich, wenn der Körper naß ist, entziehn demselben bedeutend mehr Wärme als kaltes Wasser, in welchem der Körper ruhig sitzt.

4. In mehreren Versuchen (No. 3. 4. 5. 6. 10.) beobachtete Currie, als er den Mann mit einer durch das kalte Bad um mehrere Grade verminderten Eigenwärme in ein warmes Bad von höherer Temperatur, als die des Körpers war, setzte, daß die Eigenwärme des Mannes in den ersten Minuten ungeachtet des umgebenden wärmern Wassers unter heftigen Frostschauern erst noch um 1° — 2° C. tiefer fiel, ehe sie zu steigen begann.

Dies Ergebniß ist unerklärlich; das berechtigt uns aber nicht, es als falsch zu verwerfen, sondern fordert zu Wiederholung der Versuche auf. Wissen wir doch auch nicht, woher die Lebensgefahr rührt, welche bekanntlich der Versuch einer raschen Erwärmung Erfrorener mit sich führt. Sollte diese Lebensgefahr auf derselben uns unbekannten Ursache beruhen?

Das wohlthätigste und rascheste Erwärmungsmittel ist nach Currie eine Blase mit heißem Wasser, an die Magengegend gelegt.

5. Currie beobachtete ferner, was auch sehr auffallend ist, daß die Eigenwärme von zwei jungen rüstigen Männern, während sie mit ungefähr 13 Quart kalten Salzwassers begossen wurden, nicht allein nicht fiel, sondern daß dieselbe zwei Minuten nachher, obgleich die Leute ohne sich zu rühren sitzen bleiben mußten, um 1°,1 C. gestiegen war.

6. Der Puls des R. Edwards schlug im gewöhnlichen Zustande des Mannes 70 mal. Vor dem kalten Bade war er immer etwas aufgeregt und schlug 85 — 92 mal. Im Bade fiel er stets auf 68 — 65 und wurde klein und fest, blieb aber vollkommen regelmäßig. Nach längerer Dauer des Bades konnte man ihn am Handgelenke kaum fühlen, der Herzschlag blieb aber dabei sehr stetig und kräftig. Diese Beobachtung zeigt, daß die Frequenz des Pulses bei Gesunden durch Erniedrigung der Eigenwärme nur sehr unbedeutend unter die normale verringert wird [1]).

Aus den Currie'schen Versuchen ergeben sich noch folgende zwei Bemerkungen in Betreff der wärmeentziehenden Wirkung kalter Bäder zu Heilzwecken:

a) Je mehr das Wasser in Bewegung ist, je öfter neue Wassermengen mit der Oberfläche des Körpers in Berührung kommen und je mehr Wasser an der Oberfläche des Körpers verdunsten kann, desto mehr Wärme wird dem Körper entzogen. Die gewöhnliche Prießnitz'sche Anwendung der Halbbäder, in denen das Wasser durch das gleichzeitige Reiben der untern Extremitäten beständig in Bewegung erhalten und auch von Zeit zu Zeit durch ganz frisches ersetzt wird, ist also ein sehr wirksames wärmeentziehendes Mittel. Wird der Oberkörper zu gleicher Zeit noch mit Wasser angegossen oder gar übergossen, so kann es gar nicht fehlen, daß die Eigenwärme in kurzer Zeit um mehrere Grade herabgestimmt werde.

---

[1]) Die von Currie beobachteten Veränderungen der Eigenwärme im kalten Bade scheinen durch die Verbrennungstheorie nicht genügend erklärt zu werden.

b) Die Verminderung der Eigenwärme selbst unter die normale durch allgemeine und anhaltende sehr kräftige Wärmeentziehung ist von keinen schädlichen Folgen für die Gesundheit des Menschen begleitet.

Nach dem kalten Bade legte R. Edwards sich zu Bette, wurde gut zugedeckt und mit Speise und Trank, vorzüglich Ale, versehn. Nach ungefähr 3 Stunden hatte er die normale Eigenwärme wieder (dies Ergebniß würde durch starke Leibesbewegung wahrscheinlich noch rascher erzielt worden sein), fühlte sich vollkommen wohl und ging am folgenden Tage von Neuem in das kalte Bad und so fort.

Es ist also durch wissenschaftliche Beobachtung erwiesen, daß man durch Anwendung von kaltem Wasser die Aufgabe, die Eigenwärme des Menschen nöthigenfalls unter die normale herabzustimmen, mit Sicherheit erfüllen kann.

Nachdem wir im Vorstehenden nur die Abkühlung der Masse des Körpers als ein physikalisches, durch Messung zu bestimmendes Ergebniß ins Auge gefaßt haben, wenden wir uns nun zu einem für die wissenschaftliche Begründung der Hydrotherapie ungleich wichtigern aber auch schwierigern Punkte, zu der Erörterung der physiologischen Wirkungen der Wärmeentziehung auf die Oberfläche des menschlichen Körpers, wobei wir auch schließlich die interessante Frage zu beantworten versuchen müssen, wie die Wärmeentziehung zur Schweißerregung führen kann.

Ueber die Wirkung der Wärmeentziehung (Kälte) auf die Oberfläche des menschlichen Körpers.

Wir nehmen mit Stilling und Henle an, daß es an der Oberfläche des Körpers, in der Haut und dem Bindegewebe unter der Haut zwei in ihren Verrichtungen verschiedene Arten von Nerven giebt:

1) Sensible, welche vom Gehirn und Rückenmark zu den Hautpapillen gehn;

2) Vasomotorische, unwillkürliche Bewegungsnerven, welche den Tonus der Gefäße und des Bindegewebes erhalten und auf angebrachten Reiz die Zusammenziehung dieser Theile verstärken, eine förmliche Contraction darin hervorbringen.

Stellen wir nun die Frage: Was bewirkt eine an der Oberfläche des Körpers angebrachte mäßige [1]) Wärmeentziehung? So ist die Antwort leicht: Sie bewirkt erfahrungsmäßig und directer mikroskopischer Beobachtung zufolge Zusammenziehung des Unterhautbindegewebes und der Kapillargefäße [2]). Fragen wir aber weiter, wie diese Wirkung zu Stande kommt, so ist die Antwort schwierig.

Man muß folgende drei Möglichkeiten zugeben, welche vielleicht alle drei wirklich sind:

1) Die Wärmeentziehung muß physikalisch das Volumen sämmtlicher an der Oberfläche des Körpers gelegener Theile ohne Unterschied, also auch des Bindegewebes und der Gefäße verkleinern, weil sie überhaupt auf alle Körper zusammenziehend wirkt. Diese physikalische Volumenverringerung ist bei der mäßigen Wärmeentziehung, von der wir reden, sehr gering anzuschlagen.

2) Die Zusammenziehung ist hauptsächlich eine physio-

---

[1]) Wenn ich hier von Wärmeentziehung und Wärmeerhöhung spreche, so verstehe ich darunter einen solchen Grad beider, bei welchem noch von physiologischer Wirkung die Rede sein kann, und sehe von der Steigerung der Kälte und Hitze bis zur Erfrierung und Verbrennung ab, bei denen offenbar eine anorganisch-chemische Zersetzung ins Spiel kommt.

[2]) Man sehe das lehrreiche Experiment von Schwann in Müller's Physiologie, Bd. II. S. 29.

logische, d. h. eine durch Nervenwirkung vermittelte [1]). Die Wärmeentziehung muß also eine erhöhete Erregung der vasomotorischen Nerven bewirken. Diese erhöhete Erregung kann auf zwei Weisen zu Stande kommen:

a) Indirect, secundär oder mittelbar, durch Reflex von den sensibeln Nerven aus, von denen man annimmt, daß sie mit den vasomotorischen in einem meist antagonistischen Verhältniß der Erregung stehen, und von denen man im Allgemeinen aussagen kann, daß sie durch Wärmeentziehung in einen verminderten Zustand ihrer Erregung versetzt werden, daß für sie die Wärmeentziehung ein deprimirender Reiz [2]) sei: denn Wärmeentziehung stumpft die Reizbarkeit der Tastnerven ab, Wärmeerhöhung vermehrt dieselbe. Durch Erwärmung der Hautoberfläche und damit gegebene erhöhete Erregung der sensibeln Nerven würden demnach die vasomotorischen Nerven der Haut antagonistisch deprimirt, und folglich die von ihnen versorgten Theile, Gefäße und Bindegewebe erschlafft (daher auch Schweiß); durch Wärmeentzie-

---

[1]) Henle Pathol. Unters. S. 143 — 145. Allg. Anat. S. 734. Zeitschr. f. rat. Med. 1843. Jahresber. S. 109 — 111.

[2]) Wir definiren mit Henle Reiz als „Alles was auf die organische Materie wirkend ihre Form und Mischung und damit ihre Function verändert." Man muß zugeben, daß die Wärmeentziehung die Form, Mischung und Function der organischen Materie verändert, daß sie folglich ein Reiz ist. Es liegt aber gar nicht in dem Begriff des Reizes, daß derselbe nothwendig excitirend sei, d. h. eine erhöhete Erregung bewirke. Er kann auch deprimirend sein, d. h. eine verminderte Erregung bewirken. — Wie kann eine verminderte Erregung zum Bewußtsein kommen? Antwort: Eine verminderte Erregung ist immer eine Veränderung des Zustandes; trifft sie einen Empfindungsnerven, so wird sie, wie jede Veränderung, empfunden werden; sie kann als Veränderung nicht unbemerkt bleiben. Dies zur Rechtfertigung des Ausdrucks „deprimirender Reiz."

bung an der Oberfläche und damit gegebene verminderte Erregung der sensibeln Nerven würden dagegen die vasomotorischen Nerven der Haut antagonistisch excitirt, und folglich die von ihnen versorgten Theile, Gefäße und Bindegewebe, zusammengezogen.

Diese Ansicht über die Art und Weise, wie die erregende Wirkung der Wärmeentziehung auf die vasomotorischen Nerven zu Stande kommt, war bisher die von Henle angenommene.

b) Direct, primär oder unmittelbar, indem es sich denken läßt, daß die Wärmeentziehung ein direct excitirender Reiz für die vasomotorischen und für die unwillkürlichen Muskelnerven überhaupt wäre. Die Möglichkeit einer directen Afficirung der vasomotorischen Nerven durch excitirende Reize glaubt doch auch Henle im Jahresber. a. a. O. S. 109 unter Umständen zugeben zu müssen. Ich bin der Meinung, daß wir nicht umhin können, namentlich der Wärmeentziehung eine directe Wirkung auf die vasomotorischen Nerven zuzugestehn, und möchte, wenn eine von beiden Ansichten aufzugeben wäre, lieber die unter a) mitgetheilte fahren lassen.

In diesem letztern Falle müssen wir also annehmen, daß die unwillkürlichen Bewegungsnerven einerseits und die sensibeln Nerven anderseits durch dieselben Reize direct in entgegengesetzter Weise afficirt werden können.

Es ist allerdings für die Erklärung mancher physiologischer und pathologischer Thatsachen wichtig, sich die beiden unter a) und b) angegebenen Möglichkeiten vorzuhalten, und deswegen habe ich dieselben nicht unerwähnt lassen wollen; indeß für meinen nächsten Zweck kann und will ich von dieser Frage ganz absehn, und mich einfach an die Thatsache halten, daß die Wärmeentziehung eine physiologische, d. h. durch

Nervenwirkung vermittelte Contraction des Unterhautbindegewebes und der Kapillargefäße hervorbringt.

Ich glaube nun folgende zwei Sätze aufstellen zu können, die einander gegenseitig aufzuklären scheinen:

1) Anhaltende an der Oberfläche des Körpers angebrachte Wärmeentziehung (Kälte) bewirkt anhaltende Contraction, d. i. Krampf der peripherischen Gefäße und des Unterhautbindegewebes. In den von Currie mit R. Edwards angestellten Versuchen wurde der Puls des Mannes klein und fest und gegen das Ende des Versuchs am Vorderarm fast unfühlbar. Es fand also eine anhaltende Zusammenziehung, ein tonischer Krampf der Wände der peripherischen Gefäße statt. Diese Zusammenziehung erstreckte sich bei längerer Dauer des kalten Bades auch auf Gefäße von der Stärke der A. radialis. Dabei war die Frequenz der Puls-, d. i. der Herzschläge, fast ganz unverändert, und die Herzschläge waren vollkommen regelmäßig und sehr kräftig. Sie mußten ungewöhnlich kräftig sein, weil die Blutwelle in der Peripherie durch die anhaltende Verengung der Kanäle einen ungewöhnlichen Widerstand fand. Dieselbe Verkleinerung des Pulses bei sehr kräftigem Herzschlage beobachteten wir in dem in der Med. Ver.-Zeit. 1843 No. 50. erzählten Versuche mit dem kalten Halbbade.

2) Umgekehrt bringt Krampf des Unterhautbindegewebes und der peripherischen Gefäße objective Wärmeerniedrigung (Kälte) der peripherischen Theile, namentlich der Extremitäten hervor. Ich habe schon oben am Schluß der Anmerkung zu S. 100 gegen Henle darauf aufmerksam gemacht, daß wir den Frost der Extremitäten im ersten Stadium des Fiebers nicht mehr für subjectiv erklären können, und daß der Krampf der peripherischen Gefäße und des Unterhautbindegewebes als die Ursache der in diesen Theilen

wirklich stattfindenden Temperaturerniedrigung anzusehn ist. Während dieses Krampfes werden die Extremitäten unvollständig erwärmt, weil die eindringende Blutmenge verringert, und der Stoffwechsel durch die Kapillargefäßwände hindurch wegen der Zusammenziehung derselben erschwert ist. Die Zusammenziehung des Bindegewebes und der Kapillargefäße läßt zugleich die Haarbälge an der Oberfläche des Körpers als Gänsehaut hervortreten. Die peripherische Wärmeerniedrigung im ersten Stadium des Fiebers ist also Wirkung des peripherischen Krampfes und der peripherische Krampf im ersten Stadium des Fiebers muß folglich Wirkung einer innern Ursache sein [1]). Ein anderes Beispiel von Krampf der vasomotorischen Nerven aus innerer Ursache ist das Kältegefühl und die Gänsehaut in deprimirenden Affecten: Schreck, Furcht.

Also Kälte macht Krampf der vasomotorischen Nerven und Krampf der vasomotorischen Nerven macht Kälte. In beiden Fällen sind die vasomotorischen Nerven excitirt, das eine Mal durch einen äußern, das andere Mal durch innern Reiz.

Wenn Currie die Anwendung kalter Bäder im Froststadium des Fiebers schädlich und gefährlich fand, so erklärt sich dies wahrscheinlich daher, weil der schon durch innern Reiz stattfindende Krampf der peripherischen Gefäße durch den hinzukommenden äußern Reiz verdoppelt wird.

Es liegt im Begriff des Reizes, daß jeder Reiz mit

---

[1]) Sei es, daß die anhaltende Reizung der vasomotorischen Nerven direct von der anhaltenden Reizung der Centraltheile oder von einem deprimirten Zustande der sensibeln Nerven (?) abhängt. Man wird wohl nicht umhin können, den Centraltheilen des Nervensystems unter Umständen eine directe Action auf die vasomotorischen Nerven zuzugestehn.

materieller Veränderung verbunden ist. Durch jeden Reiz wird Stoff verbraucht, verwandelt; durch Reize wird die Reizbarkeit erschöpft. Wenn wir uns von der Wirkungsweise gewisser Reize Rechenschaft geben wollen, werden wir daher genöthigt sein, zwei Wirkungen derselben zu unterscheiden, nämlich die Erstwirkung und die Nachwirkung. Die Nachwirkung des Reizes ist die durch Erschöpfung in Folge der Erstwirkung entstandene Wirkung. Schweiß in Folge von Entziehung der krankhaft erhöheten Eigenwärme können wir nicht als Erstwirkung, wohl aber als Nachwirkung der Wärmeentziehung begreifen.

a) Wir fragen zuerst: Wie können kalte Begießungen der trockenen und heißen Haut nach einiger Zeit Schweiß herbeiführen?

Die plötzliche Wärmeentziehung, welche an der Oberfläche des Körpers eintritt, wenn Wasser von 10° C. an einer Haut von 40° C. herabfließt, ist ein starker excitirender Reiz für die vasomotorischen Nerven, durch welchen Contraction des Unterhautbindegewebes und der Gefäße [1]) als Erstwirkung herbeigeführt wird. Alle Muskeln, sowohl die willkürlichen als die organischen, zu welchen letztern die Muskeln der Gefäßwände zu rechnen sind, bestehn aus Fasern. Die Erstwirkung des Reizes auf die contractile oder Muskelfaser ist Spannung, Contraction, folglich wenn die Fasern kreisförmig angeordnet sind, Verengerung des Kanals. Nachdem der starke Reiz ausgewirkt hat, entsteht als Nachwir-

---

[1]) Daß die Hautgefäße in der trockenen Fieberhitze höchstens in Folge einer vorhergegangenen Verminderung des Gefäßinhaltes (consecutiv, passiv), nicht aber in Folge von anhaltender Nervenwirkung auf die Gefäßwände (krankhaft, activ) zusammengezogen sind, werde ich im speciellen Theile unter II. 5. c. nachzuweisen suchen.

kung ein Herabsinken der Faser unter den gewöhnlichen mittlern Grad des Tonus, Erschlaffung, folglich Erweiterung des Kanals. Dies Herabsinken unter den mittlern Grad des Tonus wird, und dies ist nicht zu übersehn, durch den hohen Wärmegrad, der sich an der Oberfläche des Körpers bald wiederherstellt, befördert und unterhalten. Die Verengerung der Kapillargefäße geht also nachträglich in Erweiterung über, und wenn wir uns denken, daß eine solche Erweiterung der peripherischen Gefäße an der ganzen Oberfläche des Körpers gleichzeitig stattfindet (wie ja auch die Erstwirkung der kalten Begießung über den ganzen Körper gleichzeitig stattfand), so muß wohl ein vermehrtes Einströmen des Blutes in die peripherischen Gefäße die Folge davon sein. Durch eine solche gleichzeitige Erweiterung wird das Blut nach der Oberfläche des Körpers hingezogen, es entsteht ein Turgor der ganzen Haut und damit ist ein allgemeiner Schweiß eingeleitet. Die weitere Erklärung ist schon von Henle (siehe die oben S. 90 angeführten Stellen) gegeben [1]).

b) Fragen wir nun weiter, wie die Prießnitz'schen Einschlagungen in feuchte Leintücher die trockene und heiße Haut zum Schweiß bringen können, so ist die Antwort: Was bei der kalten Begießung durch Einen großen Reiz bewirkt wird, dasselbe wird bei den Einschlagungen durch

[1]) Currie legte großes Gewicht auf den Salzgehalt des Wassers. Andere Beobachter, unter ihnen Frölich, gaben darauf nichts, weil Verminderung der Wärme und der Pulsfrequenz unfehlbar auch ohne Salz erfolgen. Hinsichtlich dieser beiden Wirkungen hat Frölich ohne Zweifel Recht; indeß ist für die schweißerregende Nachwirkung der Begießungen der Salzgehalt doch vielleicht nicht gleichgültig, wenn nämlich das Salzwasser sowohl durch seinen Salzgehalt als durch seine Kälte, also doppelt reizend auf die Hautgefäße wirkt.

kleine oft wiederholte Reize bewirkt. Der Reiz der ersten Wärmeentziehung hört bald auf, indem das feuchte Leintuch die Temperatur des Körpers annimmt. Auf die Zusammenziehung der Kapillargefäße folgt also eine Erweiterung. Nun kommt eine zweite Wärmeentziehung. Die Gefäße werden wieder contrahirt und von neuem expandirt. Auf diese Weise wird, durch die wiederholten Ansprachen der Haut, ein lebendiges Wechselspiel von Zusammenziehung und Ausdehnung in Gang gebracht. Der Turgor wird nach jeder Einschlagung etwas stärker. Das letzte Leintuch, welches nicht mehr gewechselt wird, vollendet unter Mitwirkung der wiedererhöheten Wärme die Erschlaffung, und der Schweiß bricht aus. Es ist nicht zu verkennen, daß sowohl bei a) als bei b) die Wärmeentziehung nur den unentbehrlichen ersten Impuls zur Schweißerregung abgiebt. Die zum Schweiß nöthige Erschlaffung der Kapillargefäße erfolgt nur dann sicher, wenn nach einer rasch vorübergehenden Wärmeentziehung die Wärme wieder erhöht wird. Das geschieht aber in der Prießnitz'schen Einschlagung sehr bald, und deßhalb scheint dieselbe so sicher zur Schweißerregung zu führen. — Es ist möglich, daß dabei das Wasser auch durch seine Feuchtigkeit zur Bethätigung der trockenen Haut beiträgt: ich halte aber die Wärmeentziehung und die darauf folgende Wiedererwärmung für die Hauptsache bei diesem Verfahren.

c) Nun ist auch die Art und Weise klar, wie intercurrente kühle Abwaschungen oder Bäder im Stadium der Hautkrisen, nachdem der Schweiß mehrere Stunden lang geflossen ist, wirken. Diese kühlen Bäder verhüten eine zu große Erschlaffung der Hautgefäße, indem sie eine gelinde Zusammenziehung der Wände und eine temporäre Unterbrechung der Transspiration bewirken, welche nachher, theils durch

Nachwirkung, besonders aber so langte die beim kritischen Schweiße vorauszusetzende [1]) Disposition des Blutes (des Gefäßinhaltes) zu Ausscheidungen noch nicht erschöpft ist, von selbst wieder ausbricht. Dies ist die der Prießnitz'schen Methode eigenthümliche Leitung der Krisen, von deren Wohlthätigkeit Jeder überzeugt ist, der auch nur ein einziges Mal einen Kranken in und nach einem solchen Bade beobachtet hat [2]).

d) Die Wirkung der örtlichen Wärmeentziehung durch kalte Umschläge ist Zusammenziehung der Kapillargefäße, solange die Wärmeentziehung dauert. Vertauscht man die kalten Umschläge mit stark ausgerungenen, die man mit trockenen Tüchern fest bedeckt, so daß die Verdunstung des Wassers und das Entweichen der Wärme verhindert wird, so folgt auf die Zusammenziehung der Kapillargefäße alsbald Erschlaffung und örtlicher Schweiß. Die kalten Umschläge und die Prießnitz'schen erwärmenden Umschläge bedürfen nach dem Vorstehenden keiner besondern Erklärung ihrer Wirkung, da sie dasselbe örtlich bewirken, was durch die Einschlagungen auf der ganzen Körperoberfläche bewirkt wird.

Die Wasserbehandlung ist also vollkommen im Stande, auch die zweite Aufgabe, welche wir für die Behandlung acuter Krankheiten überhaupt gestellt haben, zu erfüllen; und

---

[1]) Diese Behauptung werde ich im speciellen Theile (unter II, 5. d.) zu begründen suchen.

[2]) Das kalte Vollbad, welches chronische Kranke, die nach Prießnitz'scher Methode schwitzen, täglich nach der Einwicklung nehmen, giebt den erschlafften Hautgefäßen neuen Ton, neue Contraction. Auf diese Contraction folgt keine bedeutende Erschlaffung als Nachwirkung der Kälte, weil die Schwitzer nicht in's Bett zurückgehn, sondern sich nach dem kalten Bade der freien Luft aussetzen, welche ebenfalls tonisirend auf die Haut wirkt.

wie die Wärmeentziehung den ersten Impuls zur Schweißerregung geben kann, läßt sich auf die angegebene Weise nach dem jetzigen Standpunkte unserer physiologischen Kenntnisse ziemlich gut einsehn [1]).

Henle nannte (Med. Wissensch. u. Empirie a. a. O. S. 26) die Application der Kälte in Entzündungen rationell, „da sie Contraction hervorruft in den Gefäßen, deren Lähmung eben den größten Theil der Entzündungssymptome vermittelt." Die Thatsache halte ich für ebenso wichtig, wie Henle, zweifle aber, ob die örtliche Wärmeentziehung wegen dieser Wirkung die Benennung eines rationellen Mittels verdient, weil ich zweifle, ob das Wesen der Entzündung in eine primäre Erregung der sensibeln Nerven und die antagonistische Lähmung der vasomotorischen zu setzen sei.

Ich mache diese Bemerkung nur, um schließlich noch einmal darauf hinzuweisen, daß der Werth der Wasserbehandlung der Entzündungen nicht von unsern Ansichten, welche noch dem Zweifel unterworfen sind, abhängt, sondern sich auf den thatsächlichen Theil unserer Kenntnisse stützt. Es ist für den Erfolg gleichviel, wie die Erschlaffung der Kapillargefäße in dem entzündeten Theile und wie die Zu-

---

[1]) Nachträgliche Bemerkung: Beim Wiederdurchlesen sehe ich, daß die Erklärung des Schweißes als Nachwirkung der Wärmeentziehung noch mehr beschränkt werden muß, als dies bereits in der vorstehenden Darstellung geschehen ist. Der Reiz der Wärmeentziehung durch Begießung und Einschlagungen ist zu vorübergehend, als daß man annehmen dürfte, daß die Nervenkraft dadurch erschöpft und die Gefäßwände demzufolge erschlafft würden. Nachdem der Reiz aufgehört hat, ist wohl nur eine Ausdehnung der Gefäße bis auf den mittlern, normalen Tonus anzunehmen, und das Herabsinken unter den mittlern Tonus lediglich als Wirkung der wiedererhöheten Wärme anzusehn.

sammenziehung derselben durch den Reiz der Wärmeentziehung zu Stande kommen. Es ist genug, daß beide zu Stande kommen.

Die Erhöhung der Eigenwärme in Entzündungen und Fiebern, die Erschlaffung der Kapillargefäße in dem entzündeten Theile, die Erniedrigung der Eigenwärme durch kalte Bäder (Currie), die Zusammenziehung der Kapillargefäße durch den Reiz der Wärmeentziehung (Schwann), dies sind sämmtlich durch directe wissenschaftliche Beobachtung, ja durch Messung festgestellte Thatsachen. Auf diesen unumstößlichen Thatsachen beruht der wissenschaftliche Werth der Wasserbehandlung acuter Krankheiten, um hier von den weniger allgemein bekannten Erfahrungen zuverlässiger Beobachter über Schweißerregung, Leitung der Krisen u. s. w. gar nicht einmal zu reden.

II. Zur speciellen Pathologie und Therapie des Typhus.

A. Zur Pathologie.

1. Das Fieber im Typhus ist eine Folge der Alteration des Blutes.

Wir haben schon oben S. 96 die Ansicht ausgesprochen, daß das Fieber in den miasmatisch-contagiösen Krankheiten überhaupt und im Typhus insbesondere als eine Folge der Alteration des Blutes zu betrachten sei, und müssen hier zunächst die Frage beantworten, ob der in den genannten Krankheiten stattfindende entzündungsähnliche Zustand der äußern Haut und der Schleimhäute nicht auch zu der Erregung des Fiebers ursprünglich beitrage? Bekanntlich hat Henle neuerlich die Ansicht geltend zu machen gesucht [1]), daß das Fieber in den miasmatisch-contagiösen Krankheiten auf einen doppelten Ursprung zurückgeführt werden müsse, indem es eine Folge theils der Alteration des Bluts, theils der Hautentzündung sei. Früher hatte Henle über diesen Punkt eine andere Ansicht, welche ich für die allein richtige halte und gegen die neuere desselben Verfassers in Schutz nehmen muß. Die ältere Ansicht Henle's ist in folgenden Worten ausgedrückt [2]):

„Es giebt eine Reihe acuter und febrilischer Exantheme, bei welchen offenbar Fieber und Ausschlag nicht abhängig von einander, sondern Wirkung einer und derselben Ursache sind" ..... „Ich wiederhole nochmals, daß ich in allen diesen Krankheiten das Exanthem nicht für das Wesentliche halte, sondern nur für eins der Symptome, in welchen sich, allerdings ziemlich constant, die durch Miasma bedingte Veränderung des Blutes äußert. In den heftigsten Fällen tödtet dieses unbekannte Etwas wie ein Gift, ehe es zum Exanthem oder zu irgend einer bemerkbaren lokalen Veränderung der festen Theile kommt; in andern Fällen macht die Krankheit ihre Stadien durch ohne oder mit nur geringer Entzündung der Haut, wie beim Scharlach, auch beim Typhus" ..... „Die Theilnahme der Schleimdrüsen an der Entzündung in der Schleimhaut äußert sich im Typhus durch Anschwellung, selbst Entzündung und Verschwärung derselben." —

Wir erörtern noch nicht die Veranlassung, welche Henle hatte, von dieser ältern Ansicht, nach welcher also das Fie-

---

1) Pathol. Unters. 1840. S. 29 und 234. — Zeitschr. f. ration. Med. 1842. S. 12.

2) Ueber Schleim- und Eiterbildung in Hufeland's Journal 1838. Mai. S. 36. 46. 47.

ber und das Exanthem beide Folgen der Alteration des Blutes sind, abzugehn [1]), sondern machen hier nur auf einen Umstand aufmerksam, weshalb das Fieber in den genannten Krankheiten nicht Folge der Hautentzündung sein kann. Dieser Umstand ist, daß es der Hautentzündung vorangeht. Der Schüttelfrost nämlich, welcher einige Tage nach geschehener Ansteckung, z. B. durch die Pocken beobachtet wird, tritt zu einer Zeit ein, wo von der Hautentzündung, welche sich zuerst durch rothe Flecken zu erkennen giebt, noch keine Spur vorhanden ist, wie ich dies vor mehreren Jahren an mir selbst zu beobachten Gelegenheit gehabt habe. Nun ist aber der Schüttelfrost schon der erste Act des Ausbruchsfiebers selbst. Dieses kann folglich nicht als Wirkung der Hautentzündung, die noch nicht vorhanden ist, angesehn, sondern beides, Fieber und Hautentzündung, muß als Wirkung der Alteration des Blutes betrachtet werden. Dieselbe Bewandniß muß es mit dem Schüttelfrost haben, welcher den Eintritt des Typhusfiebers bezeichnet. Es giebt freilich in der Krankheitsgruppe, welche uns beschäftigt, ein Fieber, welches man vielleicht als Wirkung der Hautentzündung und des Uebergangs derselben in Eiterung ansehn darf: ich meine das secundäre Fieber, welches sich im Verlaufe der ächten Menschenpocken in der zweiten Woche beim Uebergange der Pusteln in Eiterung von Neuem entzündet, und deshalb den Namen Eiterungsfieber führt. Von diesem Fieber handelt es sich hier aber nicht, sondern nur von dem primären oder Ausbruchsfieber der acuten Exantheme und des Typhus, an dessen Erregung wir aus dem angeführten Grunde der Ent-

---

[1]) Henle that dies der Hypothese von der individuellen Belebtheit der Miasmen und Contagien zu Gefallen, welche wir weiter unten zu bekämpfen suchen werden.

zündung der äußern oder der Schleimhaut keinen Antheil zuschreiben können.

2. Die Gehirnerscheinungen im Typhus sind ebenfalls eine Folge der Alteration des Blutes.

Außer dem Fieber sind auch die übrigen nervösen oder Gehirnerscheinungen, welche den Typhus und das Typhöswerden anderer Fieber charakterisiren, in der Alteration des Blutes begründet. Wir nehmen in dieser Hinsicht für den Typhus in Anspruch, was Henle sehr treffend von der Wuthkrankheit sagt [1]): „Die Hydrophobie ist eine Nervenkrankheit, d. h. die auffallendsten Symptome derselben hängen von Alteration der Centralorgane ab. Der Grund aber der Veränderung im Nervensysteme ist die abnorme Beschaffenheit des Blutes.“ An einer andern Stelle sagt er [2]): „Ich glaube, daß immer eine chemische Veränderung des Blutes auf anderm Wege, als wegen mangelnden Nerveneinflusses nöthig ist, um die Phänomene des septischen Fiebers zu erzeugen, und daß in der Regel diese eben sowohl wie die eigentlichen Fiebersymptome Folge der Alteration des Blutes sind.“ — Sowohl die Trunkenheit durch Alkoholgenuß als die Narcose sind Zustände, welche nachweisbar in einer Mischungsveränderung des Blutes ihren Grund haben. Man hat oft auf die Aehnlichkeit aufmerksam gemacht, welche die Gehirnerscheinungen in den genannten beiden Zuständen mit den Gehirnerscheinungen im Typhus darbieten, und aus dieser Aehnlichkeit mit Recht gefolgert, daß der Annahme der Entstehung der Gehirnerscheinungen im

---

[1]) Pathol. Unters. S. 77.

[2]) Ebendas. S. 239.

Typhus aus einer ähnlichen Ursache, nämlich aus einer Mischungsveränderung des Blutes, nichts im Wege stehe.

3. Worin die Alteration des Blutes im Typhus nachweisbar besteht?

Die von Alters her im Typhus angenommene Alteration oder Mischungsveränderung des Blutes ist keine bloße Annahme mehr; die neueren chemischen Untersuchungen haben darüber schätzbare Nachweisungen gegeben. Während das gesunde Blut in 1000 Theilen im Mittel 3,0, im Minimum 2,5, im Maximum 3,5 Theile Faserstoff enthält, fanden Andral und Gavarret [1]) den Faserstoffgehalt des Blutes in ausgebildeten Typhusfällen bis auf 1 Theil vermindert. Vermindert war der Faserstoff ebenfalls in acuten Exanthemen, welche typhös wurden, z. B. in einem Falle von Scharlach mit Petechien auf 2,0 Theile, ferner im Scorbut auf 1,6 Theile [2]). Die Dissolution oder faulige Beschaffenheit des Blutes, welche früher in Europa häufiger war, und im vorigen Jahrhundert unter Andern von Huxham und Sarcone beschrieben wurde, bestand nach Andral ohne Zweifel in derselben Verminderung des Faserstoff-

---

[1]) Andral Essai d'hématologie pathologique. Paris 1843. p. 61 — 72. 130. 137. 138.

[2]) Bordeu nannte den Typhus einen acuten Scorbut. Schon Hildenbrand weigerte sich, die Affection der Schleimhäute im Typhus für Entzündung zu erklären; er wollte dieselbe höchstens entzündungsartig nennen. Diese Unterscheidung hat eine merkwürdige Bestätigung durch Andral und Gavarret erhalten, welche fanden, daß weder die Entwicklung der Darmgeschwüre im Typhus noch die Ausbildung der Blatterpusteln von der geringsten Vermehrung des Faserstoffs im Blute begleitet sind.

gehaltes oder, um uns vorsichtiger auszudrücken, in einer verminderten Gerinnbarkeit des Faserstoffs.

Mit gewohnter Umsicht macht Andral darauf aufmerksam, daß man nun aber nicht glauben solle, in der Verminderung des Faserstoffgehaltes des Blutes das Wesen (la véritable cause) des Typhus gefunden zu haben, sondern daß das Wesen des Typhus und der miasmatisch-contagiösen Krankheiten (Pyrexien, Fieber) überhaupt in der specifischen Ursache derselben zu suchen sei. Für ihn, sagt er, sei in allen diesen Fällen eine eigentliche Vergiftung (une véritable intoxication) vorhanden [1]). Die Verminderung des Faserstoffs oder die verminderte Gerinnbarkeit desselben ist nach Andral nicht die erste Veränderung des Blutes der Typhuskranken, sondern sie ist auf eine andere ihr vorausgehende Veränderung zurückzuführen. Er sagt: Die verschiedenen giftigen und miasmatischen Substanzen, welche, in das Blut aufgenommen, dasselbe weniger gerinnbar machen, scheinen auf den Faserstoff wie alkalinische Substanzen zu wirken. Ebenso scheint das Vipergift zu wirken, welches, nach Fontana, die Dissolution des Blutes hervorbringt." Er führt ferner die Versuche von Magendie [2]) an, der

---

[1]) Es ist bemerkenswerth, daß mehrere der ausgezeichnetsten Beobachter in diesem Ausspruch übereinstimmen. Horn sagt (a. a. O. S. 14) vom Kriegstyphus, daß man gegen „die ganz eigenthümlichen Folgen einer animalischen Vergiftung des Hirns und Nervensystems" zu kämpfen hatte. Hufeland (die Kriegspest alter und neuer Zeit. Berlin 1814, S. 122) findet „die größte Aehnlichkeit zwischen der Wirkung des Typhuscontagiums und der der narcotischen Gifte und des Kohlendunstes." Hildenbrand sagt (a. a. O. S. 115) „das Typhusmiasma scheint eine den narcotischen Giften analoge Wirkungsart zu besitzen; doch aber ist seine Wirkung viel permanenter."

[2]) Leçons sur les phénomènes physiques de la vie II, 318.

durch Einspritzung von kohlensaurem Natron die Gerinnbarkeit des Blutes bedeutend verminderte, und vermuthet endlich, daß im Scorbut, wo er, neben vermindertem Faserstoff, das Maximum von freiem Alkali im Blute fand, und in ähnlichen Zuständen der Verminderung des Faserstoffs eine Vermehrung der alkalischen Bestandtheile des Blutes vorangehe.

Die Vermuthung, daß dem auch im Typhus so sei, wird durch Analysen von Scherer [1]) bestätigt, der die feuerbeständigen Salze im Harn Typhuskranker in der Regel vermindert, dagegen in einem Falle von putridem Typhus in 1000 Theilen Blut 11,9 feuerbeständige Salze fand, deren das gesunde Blut nur 6,4 bis 8,5 enthält. Besonders auffallend findet Scherer darunter die Menge des kohlensauren Natrons = 1,41 (während das gesunde Blut nach Nasse nur 0,6 bis 0,8 enthält), welche zur Verflüssigung des Blutes beitragen müsse. In demselben Falle enthielt der Harn nur 1,8 feuerbeständige Salze, während die normale Menge = 11,19 bis 15,29 ist. Wir müssen es unentschieden lassen, ob das vermehrte Auftreten der Salze im Blute oder die verminderte Ausscheidung derselben durch die Nieren das Erste im Typhus sei, können auch nicht voraussehn, was fernere Analysen des Blutes im Typhus lehren werden. Es genügt uns vorläufig zu wissen, daß den bisherigen Untersuchungen zufolge die Alteration des Blutes im Typhus in Vermehrung des Salzgehaltes und Verminderung des Faserstoffgehaltes besteht.

---

[1]) Chemische und mikroskopische Untersuchungen zur Pathologie. Heidelberg 1843, S. 65 — 72.

4. Wie kommt die Alteration des Blutes im Typhus und in den miasmatisch-contagiösen Krankheiten überhaupt zu Stande?

Ueber die Art und Weise, wie die Alteration des Blutes im Typhus und in den miasmatisch-contagiösen Krankheiten überhaupt zu Stande kommt, giebt es zwei Ansichten, eine ältere und eine neuere.

Nach der älteren von Andral vertretenen und früher auch von Henle getheilten Ansicht sind die Miasmen und Contagien giftige Substanzen, welche, in das Blut selbst aufgenommen, eine Mischungsveränderung in demselben hervorbringen. Diese Mischungsveränderung des Blutes ist die nächste Ursache der Krankheitserscheinungen. Sie bringt namentlich das Fieber und das Exanthem zu Wege. Die Exantheme, mögen dieselben auf der äußern Haut oder auf den Schleimhäuten erscheinen, sind also dieser Ansicht zufolge Ausscheidungen oder Ablagerungen aus dem Blute; sie sind allgemein ausgedrückt, Producte der Krankheit.

Nach der neuern von Henle aufgestellten Ansicht sind die Miasmen und Contagien, welche er unter dem gemeinsamen Namen der inficirenden Materie zusammenfaßt, individuell belebte Wesen, Parasiten, welche nicht in das Blut selbst aufgenommen werden, sondern sich nur in der äußern Haut und in den Schleimhäuten festsetzen und verbreiten. Gegen die Aufnahme der inficirenden Materie in das Blut sträubt sich Henle, weil die Parasiten nicht allein Schwierigkeit haben würden, in das Blut zu gelangen, sondern in der äußern Haut und auf den Schleimhäuten vollkommen gut vegetiren und sich reproduciren können. Diese Parasiten üben nun eine zweifache Wirkung auf den Körper, den sie befallen, aus: 1) Sie wirken schon durch ihre Gegenwart als fremde Körper und durch ihrer Wucherung in der Haut und auf den Schleimhäuten örtlich reizend, entzündungerregend. Diese örtlich entstandene Entzündung macht ihre Ausgänge in Exsudation u. s. w., und dadurch entstehn die verschiedenen Formen der Exantheme, sowohl innerer als äußerer, in diesen Krankheiten. Diese durch äußere Einwirkung entstandene Hautentzündung und die damit verbundene Reizung der centripetalen Nerven ist die Eine Ursache des Fiebers, welches die acuten Exantheme stets begleitet. 2) Wirken die Parasiten alterirend auf die Blutmasse, aber nur in sofern, als sie derselben durch die Wände der Kapillargefäße hindurch Stoffe entziehn, welche sie zu ihrer Ernährung und Vermehrung bedürfen. Die auf diese Weise entstandene Alteration des Blutes ist die andere Ursache des Fiebers in den miasmatisch-contagiösen Krankheiten.

Während nach der ältern Ansicht die örtlichen Erscheinungen in der äußern Haut und in den Schleimhäuten secundär sind, Producte der Krankheit, welche primär im Blute sitzt, sind nach der neuern Ansicht die örtlichen Erscheinungen primär, und die Alteration des Blutes so wie die übrigen allgemeinen Erscheinungen secundär, Folge der Krankheit, welche eigentlich und hauptsächlich in den häutigen Ausbreitungen des Körpers sitzt.

Bekanntlich hat Henle [1]) die interessante Hypothese von der parasitischen Natur der Miasmen und Contagien mit Hülfe der neuern Entdeckungen über die Gährungspilze (Cagniard-Latour, Schwann), über die Pilze der Muscardine (Bassi, Audouin) und über die Elementarzellen (Schleiden, Schwann) auf eine scharfsinnige und höchst anziehende, man kann sagen verführerische Weise ausgebildet. Je blendender

---

1) Pathol. Unters. S. 1.

diese Hypothese und je kunstvoller sie von Henle dargestellt ist, desto mehr fühlt sich der Leser zur sorgfältigen Prüfung derselben aufgefordert. Meine Einwürfe gegen dieselbe lassen sich unter die folgenden beiden Gesichtspunkte ordnen:

a) Die Gründe, welche Henle für die individuelle Belebtheit des Contagiums der miasmatisch-contagiösen Krankheiten anführt, sind hauptsächlich folgende zwei. Erstens: die Fähigkeit, sich durch Assimilation fremder Stoffe zu vermehren, kennen wir nur an lebendigen organischen Wesen. Die Contagien vermehren, reproduciren sich im kranken Körper; folglich müssen wir sie für individuell belebt halten. Zweitens: Der genau typische Verlauf der miasmatisch-contagiösen Krankheiten scheint für eine selbstständige, zeitliche Entwicklung der Krankheitsursache zu sprechen, wie sie nur organischen Wesen zukommt.

Diese Gründe sind nicht so unantastbar, wie sie beim ersten Anblick erscheinen. Fassen wir zuerst den zweiten näher ins Auge.

Henle sucht den Grund des bei allen Individuen ähnlichen und beinahe gleich langen Verlaufs der miasmatisch-contagiösen Kranheiten in einer gesetzmäßigen, zeitlichen Entwicklung der Krankheitsursache, des Contagiums selbst, und sagt, daß eine solche Entwicklung Charakter nur des Lebendigen sei. Es wird dabei angenommen, daß in jedem Kranken die Species des Parasiten eine Generation durchläuft, indem die Keime sich entwickeln, reifen und neue Keime tragen, welche sich dann auf andere menschliche Individuen zerstreuen, um denselben Cyclus durchzumachen. Bei dieser Annahme drängt sich uns aber die Frage auf: Warum wurzeln denn die Keime nicht in demselben Boden, auf dem sie hervorgebracht sind? Warum steckt sich der Kranke nicht stets von Neuem selbst an? Kurz warum sind die miasmatisch-contagiösen Krankheiten nicht chronisch, wie es die beiden gemeinsten rein contagiösen Krankheiten, die Krätze und die Syphilis, wesentlich sind? Die Gährungspilze, nach deren Beispiel unsere Phantasie sich die Contagien gebildet vorstellt, begnügen sich nicht mit Einer Generation, es sprossen Generationen auf Generationen hervor, solange nämlich noch zersetzbare Materie in der Gährungsflüssigkeit vorhanden ist. Wir müssen also annehmen, daß ein ganz bestimmter nicht näher anzugebender Bestandtheil des menschlichen Körpers den Contagien zur Nahrung dient, und daß dieselben nur dann zu wuchern aufhören, wenn dieser Bestandtheil aufgezehrt ist, und nur deßhalb, weil sie keine Nahrung mehr finden. Wir brauchen es dabei ganz ununtersucht zu lassen, ob im Verlaufe der Krankheit eine oder mehrere Generationen der Parasiten sich entwickeln. Die Vegetation der Parasiten und die davon abhängigen Krankheitserscheinungen hören auf, wenn der Boden erschöpft ist.

Aus dieser Betrachtung leuchtet ein, daß der Grund des typischen Verlaufs der miasmatisch-contagiösen Krankheiten, auch wenn wir die individuelle Belebtheit des Contagiums voraussetzen, doch nur in der individuellen Begränztheit des erkrankten Subjects zu suchen ist, und daß der typische Verlauf jener Krankheiten folglich nicht als Beweisgrund für die selbstständige, zeitliche Entwicklung oder die individuelle Belebtheit der Krankheitsursache benutzt werden kann.

Wenn diese Ansicht von der Ursache des typischen Verlaufs der miasmatisch-contagiösen Krankheiten die richtige ist, so haben wir auch keine individuell belebte Krankheitsursache, welche doch nicht erklärt was sie erklären sollte, anzunehmen nöthig, sondern überhaupt nur eine äußere Einwirkung, welche in dem gesunden Organismus die Zersetzung eines bestimmten Bestandtheils desselben zu Wege bringt, welche, allgemeiner ausgedrückt, einen bestimmten Proceß im Organismus einleitet.

Diesen Proceß können wir uns dem Verbrennungsproceß analog denken. Unter der Einwirkung eines hohen Wärmegrades zerfallen z. B. der Alkohol oder die Holzfaser in ihre Elemente: Kohlenstoff, Wasserstoff und Sauerstoff, von denen die beiden erstern sich mit dem letztern und mit dem Sauerstoff der Atmosphäre zu Kohlensäure und Wasser verbinden. Dieser anorganisch-chemische Zersetzungsproceß dauert z. B. in unsern Oefen so lange fort, als Holz, d. i. zersetzbarer Stoff, vorhanden ist. Eben so wenig wie wir uns darüber verwundern, daß das Feuer in unsern Oefen täglich um dieselbe Zeit ausgebrannt ist, eben so wenig kann uns bei dieser Ansicht der Sache die Erscheinung befremden, daß in allen Individuen der miasmatisch - contagiöse Krankheitsproceß um dieselbe Zeit abgelaufen ist. Ist alles Holz aufgezehrt, so erlischt der Porceß. Es kann aber an den noch glimmenden Kohlen durch Berührung mit einem Schwefelholze der Proceß von Neuem angefacht und in einem andern Haufen Holz weiter fortgesetzt werden. Es liegt in der Natur dieses Processes, daß er einer unbegränzten Ausdehnung fähig ist. Ein Haus, welches an einer Ecke in Brand gesteckt ist, steht bald ganz in Flammen. So lange Stoff vorhanden ist, brennt es. So lange es brennt, sprühen Funken; fallen sie in Zunder, so zünden sie weiter, und derselbe Proceß beginnt. Es liegt ferner in der Natur dieses Processes, und dies scheint mir besonders bemerkenswerth, daß die Bedingung, unter welcher er entstand, die hohe Temperatur nämlich, durch ihn selbst fortwährend reproducirt wird; und wahrscheinlich liegt eben in dieser fortwährenden Reproduction der Bedingung der Grund der unbegränzten Ausdehnungsfähigkeit der Processes. Die Physiker wollen freilich die Wärme nicht mehr für eine

Materie, sondern nur für eine Function der Materie gelten lassen, und wir dürfen deßhalb streng genommen nicht sagen, daß im Verbrennungsproceß eine vermehrte Entbindung von Wärmestoff stattfinde. Es sei also die Wärme eine Function, welche den Verbrennungsproceß erregt, so bleibt es doch immer wahr, daß durch den Verbrennungsproceß eine Erhöhung und weitere Ausdehnung dieser Erregung stattfindet, und daß diese vermehrte Erregung in neuen Abtheilungen brennbarer Stoffe den weitern Anstoß zum Zerfallen derselben in die Elemente giebt. Besteht die Wärme in Schwingungen des Aethers, so mag sie die Körper durchzittern, und die zusammengesetzten Atome derselben dergestalt erschüttern, daß sie in ihre einfachen Bestandtheile auseinanderfallen. So käme am Ende die Erregung des Verbrennungsprocesses durch die Wärme auf eine Contactwirkung hinaus: denn bei den sogenannten Contactwirkungen müssen wir doch auch wohl irgend eine mechanische Einwirkung, die Mittheilung irgend einer Bewegung annehmen, wenn wir dabei uns etwas denken wollen [1]).

Blicken wir nun von diesem Standpunkte aus auf den ersten der beiden von Henle für die individuelle Belebtheit der Contagien geltend gemachten Gründe, so zeigt es sich, daß er nicht Stich hält. Wir geben den Obersatz des Syllogismus zu, nämlich, daß die Assimilations- und Reproductionsfähigkeit nur lebendigen organischen Wesen zukomme, finden aber den Untersatz, daß die Contagien durch Assimilation zuneh-

[1]) Von dieser Ansicht des Verbrennungsprocesses behaupte ich nicht, daß sie die richtige sei, sondern nur, daß man sie denken könne, ohne sich mit sich selbst und mit bekannten Thatsachen in Widerspruch zu setzen. Es bedarf wohl kaum der Bemerkung, daß ich diese Ansicht nur ausführe, um den Ansteckungsproceß in den miasmatisch-contagiösen Krankheiten durch Analogie zu erläutern.

men, und sich im kranken Körper reproduciren, gar nicht erwiesen. Die Assimilation und Reproduction der Contagien sind in der That nur angenommen, und zwar die Assimilation nur um der Reproduction willen, weil zur Vermehrung der Gattung Stoff gehört. Die Reproduction selbst ist aber nur vorausgesetzt, weil man sie zur Erklärung der Thatsache der Ansteckung für unentbehrlich hielt. Halten wir uns aber an denjenigen Proceß, von dem die Benennung „Ansteckung" ursprünglich hergenommen ist, nämlich den Verbrennungsproceß, so finden wir, daß ein nach Analogie dieses Processes gedachter organisch-chemischer Zersetzungsproceß eines bestimmten Bestandtheils der Säfte des menschlichen Körpers die Thatsache der Ansteckung ebenfalls erklärlich macht. Man hat die individuelle Vermehrung des Contagiums im Körper nicht bewiesen, wenn man darauf aufmerksam macht, daß ein Minimum von Pockengift einen Pockenausschlag über den ganzen Körper erzeugt, und daß der Eiter aus jeder dieser Pusteln wieder im Stande ist, einen neuen Körper zu inficiren. Erklären läßt sich diese Thatsache freilich unter der Voraussetzung der individuellen Belebtheit und Vermehrung des Contagiums: einen Beweis für die individuelle Belebtheit und Vermehrung des Contagiums sieht man darin aber nur dann, wenn man die individuelle Belebtheit schon vorausgesetzt hat. Erklären läßt sich diese Thatsache auch unter der angedeuteten andern Voraussetzung. So wie ein kleiner Funke einen ganzen Wald anzündet, so wie der Verbrennungsproceß einer unbegränzten Ausdehnung fähig ist, so muß sich auch der durch Einwirkung des Contagiums an einer bestimmten Stelle erregte Zersetzungsproceß auf die ganze Menge des im Körper enthaltenen zersetzbaren Bestandtheils ausdehnen. Diese Erregung verbreitet sich auch über die Gränze des kranken Individuums hinaus auf andere gesunde Individuen, wenn dieselben zur Ansteckung disponirt sind d. h. den bestimmten zersetzbaren Stoff besitzen, und wenn sie in hinlänglich nahe Berührung mit dem Kranken, oder mit andern Worten, in den Wirkungskreis der Erregung kommen. Jede miasmatisch-contagiöse Krankheitsgattung würde einen besondern Bestandtheil des Blutes zersetzen. Damit diese Zersetzung zu Stande komme, ist es nicht nöthig, daß dem Blute gewisse Bestandtheile entzogen, aus ihm ausgeschieden werden, wie man zur Ernährung und Vermehrung des Contagiums annahm. Das Contagium kann nach unserer Hypothese unverändert und unvermehrt bleiben; wir sind nicht einmal genöthigt, anzunehmen, daß das Contagium in den Blutstrom selbst aufgenommen werde, da seine Gegenwart in der äußern Haut oder in den Schleimhäuten hinreichen würde, durch die Wände der Kapillargefäße hindurch das Zerfallen eines beliebigen nähern Bestandtheils des Blutes durch Contactwirkung herbeizuführen. Es ist indeß kein Grund vorhanden, weßhalb wir uns der Aufnahme des Contagiums in das Blut widersetzen sollten. Wir halten es nicht für individuell belebt, nicht für organisirt; wir dürfen es daher sowohl für fest und im Blutplasma löslich, als für gasförmig halten. In beiden Fällen wird es in das Blut gelangen. Bedenken wir aber, daß man schon zu argen Spitzfindigkeiten seine Zuflucht nehmen muß, um die Gegenwart des Pockencontagiums im Blute anzuzweifeln (Henle a. a. O. S. 9—12. 28. 35), daß die Aufnahme des Pestcontagiums in die Lymphgefäße unleugbar ist (ebendas. S. 35.), daß das Contagium der Hundswuth sich im Blute entwickelt (ebendas. S. 76.), daß das Contagium der Syphilis sicher bis in die Lymphdrüsen, und das des Rotzes der Pferde eben so sicher ins Blut gelangt, so müssen wir unsere Meinung dahin abgeben, daß die Aufnahme des Contagiums als eines Giftes in die Circulation, da dieselbe für mehrere Contagien erwiesen ist, überhaupt für alle wahrscheinlich und für jedes einzelne Contagium solange anzunehmen ist, als die Nichtaufnahme desselben in die Circulation nicht bewiesen ist.

Unsere Einwendungen gegen die beiden von Henle für die individuelle Belebtheit der Contagien aufgestellten Argumente fassen wir so zusammen: Beide Argumente beweisen die individuelle Belebtheit der Contagien nicht, welche im Gegentheil dabei nur vorausgesetzt wird. Das zweite Argument wird durch die Voraussetzung der individuellen Belebtheit der Contagien nicht erklärt; das erste wird freilich durch diese Voraussetzung erklärt, es läßt aber auch eine andere von uns aufgestellte Erklärung zu, welche den Vorzug hat, auch auf das zweite zu passen [1]).

b) Für die Miasmen ist es von Henle noch viel weniger als für die Contagien bewiesen, daß sie ein organisirter Stoff seien. Sehen wir ganz von unsern unter (a) vorgebrachten Einwendungen ab, und halten wir uns allein an Henle's Abhandlung, so bleibt es uns doch unbenommen, das Miasma des Wechselfiebers, einer rein miasmati-

---

[1]) Als ich diese und die folgenden Bemerkungen niedergeschrieben hatte und sie einem Freunde mittheilte, versicherte derselbe, das seien Liebig'sche Ansichten. Ich las nun die mir bis dahin unbekannt gebliebene Abhandlung Liebig's: „Der chemische Proceß der Gährung, Fäulniß und Verwesung" in „Die organische Chemie in ihrer Anwendung auf Agricultur und Physiologie" Braunschweig 1840, S. 199—345, und war allerdings durch die Uebereinstimmung mehrerer Punkte meiner Bemerkungen mit den Ansichten des ausgezeichneten Chemikers überrascht. (Für Diejenigen, denen es auffallen sollte, daß ich ein so berühmtes Buch nicht früher gelesen, bemerke ich, daß ich die Zeit vom Herbst 1839 bis zum Frühling 1843 im Auslande zugebracht habe). So gern ich nun auch in dieser Uebereinstimmung eine Bestätigung der Richtigkeit meiner Gedanken sehen möchte,

schen Krankheit, und das Miasma des Typhus, einer miasmatisch-contagiösen Krankheit, für gasförmig zu halten, und wenn es gasförmig ist, so können wir ihm den Eintritt in das Blut durch die Lungen nicht wehren, und es kann sich außerhalb des kranken Körpers stets von Neuem, z. B. in Sümpfen entbinden, so daß seine sogenannte Vermehrung außerhalb des Körpers (a. a. O. S. 53) gar keiner besondern Erklärung bedarf. In dem Ausdruck „Vermehrung", für die inficirende Materie gebraucht, liegt streng genommen eine Erschleichung zu Gunsten des Miasma, welche den Leser leicht zu einem Trugschlusse verleitet, nämlich auf folgende Weise:

Der Hauptgrund, den Henle für die individuelle Belebtheit des Contagiums geltend machte, war die Eigenschaft desselben, sich im kranken Körper durch Assimilation fremder Stoffe zu vermehren, fortzupflanzen. Nachdem Henle alsdann die identische Natur der Miasmen und Contagien postulirt, nicht bewiesen, und beide unter dem gemeinschaftlichen Namen „inficirende Materie" zusammengefaßt,

---

so will ich doch nicht verhehlen, daß die Liebig'sche Abhandlung mich im Ganzen mehr verwirrt als aufgeklärt hat. Es kann mir nicht in den Sinn kommen, die rein chemischen Thatsachen, welche Liebig anführt, bezweifeln zu wollen; ich kann aber zu den Ansichten eines Chemikers über die Gährung und verwandte Vorgänge kein Vertrauen fassen, wenn derselbe die pflanzliche Natur der Hefe, wie Liebig es thut, geflissentlich ignorirt, weiß auch überhaupt nicht, woher der Naturforscher die Berechtigung nehmen will und welchen Vortheil es ihm bringen kann, Thatsachen zu ignoriren. Nur von einer vollkommen vorurtheilsfreien experimentellen Untersuchung ist die endliche Lösung des Problems der Gährung und verwandter Vorgänge zu erwarten. In dieser Beziehung scheinen mir die Versuche von Helmholz in Müller's Archiv 1843, S. 453 besonders beachtenswerth.

hat, legt er der inficirenden Materie im Ganzen, und somit auch dem Miasma, die doch nur für das Contagium wahrscheinlich gemachte Eigenschaft der Vermehrungs- oder Reproductionsfähigkeit bei. Da er aber vorher die Vermehrungsfähigkeit als eine ausschließliche Eigenschaft der lebendigen organischen Wesen bezeichnet hat, so scheint es dadurch erschlossen, daß auch das Miasma aus organischen Wesen bestehe, was in der That von ihm nicht erschlossen, sondern nach wie vor nur vorausgesetzt ist.

Wir wollen der Deutlichkeit wegen diese Sätze in folgende zwei Schlüsse fassen:

I.

Obersatz: Nur organisch belebte Wesen vermehren sich.
Untersatz: Die Contagien vermehren sich.
Schluß: Folglich sind die Contagien organisch belebte Wesen.

II.

Obersatz: Die Contagien vermehren sich und bestehen aus organisch belebten Wesen.
Untersatz: Die Contagien und Miasmen sind gleichartiger Natur und unter dem Namen „inficirende Materie" zusammenzufassen.
Schluß: Folglich kann man von der inficirenden Materie, die Miasmen einbegriffen, aussagen, daß sie sich vermehre und aus organisch belebten Wesen bestehe.

Gesetzt No. I. sei richtig, so ist No. II. doch ein Trugschluß, weil sein Untersatz auf einer unerwiesenen Voraussetzung beruht: denn die Identität der Miasmen und Contagien ist von Henle nicht bewiesen, wie sich auf folgende Weise zeigen läßt:

Henle führt an, daß Audouin die Muscardine der Seidenraupen selbstständig und ohne Impfung in feuchten mit Moos gefüllten Gläsern erzeugt habe, und nennt diese Erzeugung eine miasmatische (S. 39. 40. 58). In dieser Benennung „miasmatisch" liegt die Behauptung, daß die Krankheitsursache der Muscardine, das Contagium, der Pilz Botrytis bassiana, in dem feuchten Moose aus beliebigen unbekannten Ursachen entstanden sei und dann erst die darin gehaltenen Thiere befallen habe. Wäre dies wirklich der Fall gewesen, so wären allerdings Miasmen und Contagien identisch, das Miasma wäre auf das Contagium reducirt, der Begriff desselben ginge in dem des Contagiums auf. Allein daß dies wirklich der Fall gewesen sei, ist nicht bewiesen: denn dazu hätte vorher nichts Geringeres bewiesen sein müssen, als daß der Pilz im feuchten Moose durch generatio aequivoca entstanden sei. Bis dieser Beweis geliefert sein wird, muß es uns freistehen zu glauben, daß der Pilz oder dessen Keime schon vorher in dem feuchten Moose vorhanden waren, und daß die Krankheit der darin gehaltenen Thiere durch eine ganz gewöhnliche Contagion entstand. Dieses Experiment von Audouin beweist also nicht, was es beweisen soll; und übrigens sind für die Identität des Miasma und Contagium nur mehr oder weniger wahrscheinliche Vermuthungen (a. a. O. S. 51) angeführt.

Nehmen wir die Identität des Miasma und Contagium auch wirklich an — ich halte sie selbst für unleugbar —, so folgt aus dieser Annahme doch noch nichts Sicheres über die Natur Beider, so lange nicht die Natur Eines von Beiden auf eine unzweifelhafte Weise aufgeklärt ist. Denn so lange haben zwei nach dem Ausgangspunkte verschiedene Ansichten über die Natur der inficirenden Materie ganz gleiche Berechtigung. Ebenso gut wie man von den Contagien auf die Miasmen schließt, kann ich auch von den Miasmen ausgehn und die Meinung, die ich von ihnen hege, auf die Contagien übertragen. Wer von der organisirten, belebten

Natur des Contagiums ausgeht, schließt, daß auch das Miasma ein organisirter lebendiger Stoff sei. Wer dagegen von dem Miasma ausgeht, und sich dasselbe nicht individuell belebt, sondern gasförmig oder fest wie irgend ein anderes organisches Gift denkt, der schließt aus der vorausgesetzten Identität mit eben dem Rechte, daß auch das Contagium nicht belebt sei.

Weiter hat aber Henle eigentlich für das Miasma nichts gethan, als daß er gesagt hat: ich halte es für organisirt, weil ich das Contagium für organisirt halte.

Ich behaupte nicht, daß Henle an irgend einem Punkte seiner Abhandlung vergessen habe, daß er es nur mit einer Hypothese zu thun hatte: es ist aber wichtig, daß auch der Leser sich dessen stets bewußt bleibe, und sich nicht irre leiten lasse.

Henle hielt also die Miasmen für individuell belebt, weil er die Contagien für individuell belebt hielt; wir leugnen dagegen (a) die individuelle Belebtheit der Contagien, und demzufolge (b) auch die der Miasmen.

Die Henle'sche Hypothese von der individuellen Belebtheit der Contagien und Miasmen erweist sich also:

1) Als unzureichend, weil sie den typischen Verlauf der miasmatisch-contagiösen Krankheit nicht erklärt.

2) Als unnöthig, weil das Factum der Verbreitung der miasmatisch-contagiösen Krankheiten durch Ansteckung auch durch die Annahme, daß die inficirende Materie eine unbelebte giftige Substanz sei, welche, in das Blut aufgenommen, einen eigenthümlichen nach Art des Verbrennungsprocesses sich verbreitenden Zersetzungsproceß in demselben erregt, hinreichend erklärt wird.

Die von uns aufgestellte Annahme ist aber nichts Anderes als die ältere nur etwas näher bestimmte Ansicht von der Art und Weise, wie die Alteration des Blutes im Typhus und in miasmatisch-contagiösen Krankheiten überhaupt zu Stande kommt. Mit der Hypothese von der parasitischen Natur der Miasmen und Contagien fallen auch die von Henle aus derselben gezogenen Folgerungen über den eigentlichen und Hauptsitz der Krankheit in der Haut oder Schleimhaut, und über die Hautentzündung als Mitursache des Fiebers von selbst weg: denn es ist nun kein Grund mehr vorhanden, von der Ansicht abzugehn, daß beide, Fieber und Hautentzündung, Folge der Alteration des Blutes sind. Durch die Henle'sche Hypothese war der Gesichtspunkt der Typhusbetrachtung verrückt, und dadurch die richtige Ansicht des Sachverhältnisses verloren worden; wir haben den Gesichtspunkt wieder zurecht gerückt und die alte Ansicht des Gegenstandes wiedergefunden. Die Krankheit sitzt nach wie vor wesentlich im Blute, und die Alteration des Blutes im Typhus und in den miasmatisch-contagiösen Krankheiten überhaupt ist von uns näher bestimmt worden als ein durch die Aufnahme eines Giftes erregter Zersetzungsproceß eines nähern Bestandtheils des Blutes.

Wir werden nun zunächst einige Erscheinungen, welche der regelmäßige Verlauf des Typhus darbietet, physiologisch erläutern, um dann noch einmal auf die Natur des Processes, welcher den Erscheinungen zum Grunde liegt, zurückzukommen. Vielleicht gelingt es uns bei dieser Gelegenheit, eine andere alte neuerdings angefochtene Ansicht ebenfalls in ihre Rechte wieder einzusetzen.

5. Physiologische Erläuterung der Zustände, welche die äußere Haut im regelmäßigen Verlaufe des Typhus nach Hildenbrands Beschreibung darbietet.

Wir können den Typhus im regelmäßigen Verlaufe wie Einen großen Fieberanfall betrachten, dessen drei Stadien (Frost, Hitze, Schweiß) von sehr ungleicher Länge sind. Der Frost (Hildenbrand's Stadium der Invasion) dauert 6—12 Stunden, die Hitze zwei mal sieben Tage und der Schweiß ungefähr zwölf Stunden. Während der ersten siebentägigen Periode oder des katarrhalisch-entzündlichen Stadiums ist die Hitze mehr feucht, während der zweiten siebentägigen Periode oder des nervösen Stadiums ist die Hitze trocken.

a) Im Froststadium spricht Hildenbrand von dem „Hautkrampfe" und der „Schnürung in den kleinsten Gefäßen" (a. a. O. S. 185). Der gegenwärtige Stand unserer physiologischen Kenntnisse und Ansichten erlaubt uns, diesen Ausdruck, dessen sich die ältern Schriftsteller, z. B. schon Fr. Hoffmann, häufig bedienten, wiederum wörtlich zu nehmen und ihm beizustimmen. Von Krampf kann nur die Rede sein, wo Nerv und Muskel sind. Solange die neuere Physiologie die vasomotorischen Nerven nicht anerkannte, und die musculöse Structur der Gefäßwände nicht kannte, konnte sie einen Krampf der Gefäße nicht statuiren. Durch die Arbeiten von Stilling und Henle finden wir uns wieder im Einverständniß mit den Alten. Im ersten Stadium des Typhusfiebers, wie jedes andern Fiebers, findet also eine anhaltende erhöhete Erregung der vasomotorischen Nerven aus innerer Ursache statt [1]). Diese erhöhete Erregung bewirkt krampf-

[1]) Daß diese erhöhete Erregung der vasomotorischen Nerven antagonistisch durch eine verminderte Erregung der sensibeln bewirkt werde, bezweifle ich. Siehe oben S. 135 Anmerkung.

hafte Zusammenziehung des Unterhautbindegewebes und der Kapillargefäße der Haut. Dieser peripherische Krampf ist die Ursache der wirklichen Wärmeerniedrigung, welche in den Extremitäten gleichzeitig mit einer wirklichen Wärmeerhöhung im Stamme stattfindet, und das Frostgefühl ist der Ausdruck des Zustandes der Extremitäten. Mit dem Nachlassen des Krampfes nach 6—12 Stunden wird auch die Wärmeerhöhung allgemein.

b) Im katarrhalisch-entzündlichen Stadium oder der ersten siebentägigen Periode ist nun nach Hildenbrand der herrschende Zustand der Hautgefäße, sowohl in der äußern Haut als in den Schleimhäuten, Turgor, Schwellen. Im Anfang dieser Periode dünstet die Haut stark aus, das Gesicht ist voll und roth, der Puls voll „bei immerwährender Erweiterung der Arterie und unbeträchtlicher Zusammenziehung derselben; — der eigentliche Orgasmus, bei welchem die Expansion groß, die Contraction gering ist" (a. a. O. S. 46). „Am vierten Tage nimmt man einen ungewöhnlichen Turgor an der gesammten Oberfläche des Körpers, das ist eigentlich an der Haut, gewahr, und es bildet sich ein Exanthem. Dieses Exanthem und das Nasenbluten, welches sich um die nämliche Zeit beinahe einstellt, erkennt wahrscheinlich eine einzige gemeinschaftliche Ursache, nämlich die Strotzung der kleinen oberflächlichen Gefäße. Durch dieselbe geschieht an den Hautgefäßen nicht nur eine Ausdehnung und Röthe, sondern es geschehen auch kleine Ergießungen in das Zellgewebe, die nichts anders sind als innere Blutungen dieser kleinen Gefäße" (S. 49). — Es ist, als ob Hildenbrand diese Beschreibung eigends für unsere Ansicht gemacht hätte: so gut lassen sich die Erscheinungen des katarrhalisch-entzündlichen Stadiums durch die Annahme der nun eingetretenen verminderten Erregung der vasomotorischen Nerven und der dadurch bewirkten Erschlaffung, Atonie der Kapillargefäße erklären. Wir lassen die Frage, ob in diesem Stadium eine vermehrte Erregung der sensibeln Nerven bestehe und als die Ursache der verminderten Erregung der vasomotorischen Nerven anzusehn sei, auf sich beruhn; stimmen aber in sofern mit der neuropathologischen Theorie überein, als wir nicht den Gefäßinhalt, sondern die Gefäßnerven und deren Wirkung auf die Gefäßwände für das Bestimmende bei diesen Vorgängen halten; wenigstens lassen die Erscheinungen diese Annahme zu.

c) Im nervösen Stadium oder der zweiten siebentägigen Periode verschwindet der Turgor der Haut, die Haut wird trocken und die erhöhete Wärme glühend.

Woher rührt das Verschwinden des Hautturgors, das Trockenwerden der Haut? Nach Hildenbrand's Ansicht herrscht in dieser Periode Krampf in den Gefäßen der Haut [1]). Dieser Ansicht, und der neuropathologischen Theorie zufolge würde also eine active, von erhöheter Erregung der vasomotorischen Nerven ausgehende Verengerung der Kapillargefäße und Verdichtung ihrer Wände die Ursache des Aufhörens der Hautausdünstung im nervösen Stadium des Typhus sein. Gegen diese Erklärung ist sogleich einzuwenden, daß die Annahme eines Krampfzustandes der Haut in diesem Stadium des Typhus nicht begründet erscheint. Der Krampf des Unterhautbindegewebes und der Gefäße (wie er z. B. im Froststadium des Fiebers unzweifelhaft stattfindet) wird an zwei Zeichen erkannt: dem Hervorragen der Hautbälge als Gänsehaut, und der Wärmeerniedrigung, welche

---

[1]) Denn er sagt, daß im Krisenstadium alle oberflächlichen Ausmündungen des Körpers vom schnürenden Krampfe befreit zu werden scheinen.

beide im nervosen Stadium fehlen. Denn die Haut ist keine Gänsehaut, sondern gleichmäßig eingesunken, und die Wärme ist nicht erniedrigt, sondern bedeutend erhöht. Diese Wärmeerhöhung, welche eine erhöhete Erregung der sensibeln Nerven anzeigt, würde auch, dem Gesetze des Antagonismus zwischen sensibeln und Gefäßnerven zufolge, gerade das Gegentheil von Krampf, nämlich Erschlaffung der Gefäßwände und Ausdehnung der Gefäße in Folge einer anzunehmenden verminderten Erregung der vasomotorischen Nerven voraussetzen lassen. Die neuropathologische Theorie geräth hier offenbar mit den Thatsachen in Widerspruch. Die Haut müßte, zufolge der erhöheten Wärme und der damit verbundenen erhöheten Erregung der sensibeln Nerven schwellen, und sie ist im Gegentheil eingesunken. Andrerseits würde zur Erklärung des Aufhörens der Transspiration eine active Zusammenziehung der Gefäßwände, ein Hautkrampf, anzunehmen sein, und dieser Krampf findet augenscheinlich nicht statt. Wir haben schon oben (S. 91 — 94) der neuropathologischen Theorie den Vorwurf gemacht, eine einseitige Auffassung von Vorgängen zu sein, die zwischen dem Nervensystem und dem Blute vorgehn, und zu denen der erste Impuls nicht immer von den Nerven gegeben zu werden braucht, sondern auch von der andern Seite, dem Blute nämlich, ausgehn kann. Da wir in diesem Falle die Ursache des Aufhörens der Transspiration nicht in dem Zustande der Gefäßwände finden können, so machen wir von unserm Rechte Gebrauch, dieselbe in dem Gefäßinhalte, dem Blute zu suchen; und es wird uns nicht schwer werden, eine Verminderung des Inhaltes der Hautgefäße als die Ursache des Aufhörens der Hautausdünstung und das Aufhören der Ausdünstung als die Ursache der gesteigerten Hitze zu erkennen.

Im nervösen Stadium des Typhus scheint dasjenige Verhältniß einzutreten, welches man durch den Namen Antagonismus der Secretionen zu bezeichnen pflegt, ein Verhältniß, welches nicht in letzter Instanz vom Nervensystem abhängig ist, sondern durch den Wassergehalt des Blutes bedingt oder doch wenigstens dadurch hinlänglich erklärt wird.

Ein Aufhören der Hautabsonderung in Folge von übermäßiger Thätigkeit eines andern Absonderungsorgans tritt in mehreren chronischen, fieberlosen Krankheiten, z. B. in der Harnruhr, in Wassersuchten und in chronischen Diarrhöen ein. Werden dem Blute die wässerigen Bestandtheile durch übermäßige Harnabsonderung, oder durch Austreten in das Bindegewebe und die Höhlen des Körpers, oder durch übermäßige Ausscheidung auf der Darmschleimhaut entzogen, so bleibt wenig oder gar kein Stoff mehr zur Ausscheidung durch die Haut übrig. Daher scheint die Haut in diesen Krankheiten eingesunken und welk. Sie trocknet in diesen Fällen nur deswegen nicht ganz und gar ein, weil sie zugleich kühl ist; wäre der Zustand fieberhaft, mit vermehrter Wärmeentwicklung verbunden, so würde die Haut nicht allein trocken, sondern auch heiß sein.

Fragen wir nach Analogie dieser Zustände nach einer Secretion, in deren krankhafter Vermehrung die Ursache des Entschwellens der Hautgefäße und des Stillstehens der Hautabsonderung im nervösen Stadium des Typhus zu suchen sei, so bietet sich uns die mit diesem Stadium eintretende reichlichere Darmsecretion dar. Wir wissen, daß in der ersten siebentägigen Periode des Typhus ein entzündungsähnlicher Proceß auf den Schleimhäuten und in sehr vielen Fällen vorzugsweise auf der Darmschleimhaut vorgeht. In diese erste siebentägige Periode oder das katarrhalisch-entzündliche Stadium nach Hildenbrand fallen die beiden ersten der vier Stadien, in welche Rokitansky [1]) den örtlichen Typhusproceß auf der Krummdarmschleimhaut eintheilt, nämlich das Stadium der Congestion und das Stadium der Ablagerung des „markigen Typhusgebildes“ in die Peyer'schen Follikel. In die zweite siebentägige Periode oder das nervöse Stadium nach Hildenbrand fallen die beiden letzten Stadien des Processes auf der Darmschleimhaut nach Rokitansky, nämlich das Stadium der Auflockerung, Erweichung und Abstoßung der abgelagerten Massen mit Durchfall und Meteorismus, und das Stadium der eigentlichen Verschwärung der Drüsengruppen.

Der Anfang des dritten Stadiums nach Rokitansky wird durch eine „wiederkehrende tumultuarische Congestion nach dem Krummdarme“ bezeichnet [2]), und fällt genau mit dem Anfang der zweiten siebentägigen Periode oder des nervösen Stadiums nach Hildenbrand zusammen. „Immer entsteht eine Geneigtheit zu öftern und flüssigen Stuhlgängen, welche äußerst übelriechend und einigermaaßen wirklich faulicht sind u. s. w.“. Siehe die in der Einleitung angeführten Stellen von Hildenbrand über das Darmleiden im nervösen Stadium des Typhus.

Wir geben uns also von der Ursache der Veränderung, welche im Zustande der äußern Haut in der zweiten siebentägigen Periode vorgeht, folgendermaaßen Rechenschaft: Die Eigenwärme des ganzen Körpers war schon in der ersten siebentägigen Periode erhöht. Dabei turgescirte aber die Haut und auf den Schleimhäuten fand ein entzündungsähnlicher Proceß statt. Zu Anfang der zweiten siebentägigen Periode

---

[1]) a. a. O. S. 238 ff.

[2]) Welche vielleicht mit dem Eiterungsfieber in Variola zu parallelisiren ist.

tritt nun zugleich mit der Erweichung und Abstoßung des in die Peyer'schen Drüsengruppen abgelagerten pathologischen Productes unausbleiblich eine reichlichere Darmabsonderung ein. In Folge der Durchfälle wird die Hautabsonderung antagonistisch beschränkt, die Haut trockener. Durch die verringerte Verdunstung an der Oberfläche des Körpers wird der Oberfläche weniger Wärme entzogen. Da aber bei der Fortdauer des Fiebers die übermäßige Wärmeentwicklung im Körper unverändert fortdauert, so muß die Wärme sich an der Oberfläche des Körpers anhäufen. Die Haut wird also noch heißer als in der ersten siebentägigen Periode (calor mordax) und die Hitze lästiger. Die erhöhete Gluth dörrt dann ihrerseits die schon trockene Haut vollends aus.

Diese Ansicht besteht sehr wohl mit der Beobachtung, daß in andern exanthematischen Fiebern, z. B. im Scharlachfieber, die Hitze noch höher steigt als im Typhus. Die Lebhaftigkeit der krankhaften Wärmeproduction hält genau gleichen Schritt mit der Lebhaftigkeit des Fiebers. Das Scharlachfieber ist — wahrscheinlich in Folge der eigenthümlichen, uns nicht näher bekannten Natur des Scharlachprocesses [1]) — intensiver als das Typhusfieber. Die Hitze steigt demgemäß im Scharlach höher als im Typhus, aber die Trockenheit der äußern Haut ist im Typhus größer als im Scharlach und in den übrigen Fiebern, weil die Darmabsonderung im Typhus reichlicher ist.

Wir sagen daher: Die Haut wird im nervösen Sta-

---

[1]) Die lebhaftere Hautentzündung im Scharlachfieber trägt, nach den oben angeführten Beobachtungen von Reuß zu urtheilen, auch das Ihrige zur Erhöhung der Eigenwärme bei.

dium des Typhus trockener, weil die Darmabsonderung vermehrt ist, und sie wird heißer, weil sie trockener ist [1]).

Hildenbrand hatte von dem ursächlichen Verhältniß der Hautausdünstung und der Darmabsonderung im nervösen Stadium des Typhus die umgekehrte Ansicht, indem er die Ursache der vermehrten Darmabsonderung in einer vorhergegangenen Unterdrückung der Hautausdünstung suchte, für welche nun die Darmschleimhaut vicariire. Die Unterdrükkung der Hautausdünstung erklärte er theils durch den Krampf der Gefäße, theils, wie es scheint, durch eine Art von Verklebung der Schweißporen durch das Ersudat. „Seit dem verschwundenen Eranthem ist die Epidermis in ihrem natürlichen Zusammenhang mit der Haut (durch die ganz dünne Ersudatschicht) getrennt; wird daher trocken, spröde, runzlicht; hindert die Hautausdünstung und die Einsaugung des Nöthigen durch die Oberfläche. Erst durch die kritischen Schweiße und die hergestellte Hautsecretion wird sie nach Bildung einer neuern gänzlich abgestoßen" (S. 62). Ferner sagt er (S. 75): „Die Gedärme stehen mit der Haut, welche im Typhus eine so wichtige Rolle spielt, in dem engsten Verhältnisse und aus dieser Bruderliebe schwitzen die Gedärme sehr oft so zu sagen statt der Haut". Hildenbrand hielt also die Unterdrückung der Hautausdünstung für das Erste und die Vermehrung der Darmabsonderung für die Folge davon [2]). Wir halten dagegen, auf eine nähere

---

[1]) Wenn wir so die lästige Hitze im Typhus auf die verminderte Hautausdünstung und die damit zugleich erschwerte Ableitung der Wärme an der Körperoberfläche zurückführen können, so wird es vorläufig überflüssig sein, der thierischen Electricität, einer noch völlig unbekannten und noch nicht meßbaren Größe, einen Antheil an der Erzeugung des calor mordax zuzuschreiben.

[2]) Die Erklärung Hildenbrand's von der Art und Weise, wie die Unterdrückung der Hautabsonderung zu Stande kommen soll,

Kenntniß des typhösen Processes auf der Darmschleimhaut gestützt, die Vermehrung der Darmabsonderung für das Erste und die Verminderung der Hautausdünstung für die Folge davon.

Wie haben wir uns nun den Zustand der Kapillargefäßwände der Haut im nervösen Stadium des Typhus zu denken, wenn die Gefäße weder in Folge von verminderter Erregung der vasomotorischen Nerven erschlafft, noch in Folge von vermehrter Erregung der vasomotorischen Nerven (activ) zusammengezogen sind? In dem Maaße, wie sich der Inhalt der Hautgefäße durch den Abzug der Säfte nach der Darmschleimhaut hin verringert, müssen sich die Hautgefäße um die geringere Menge der nun in ihnen circulirenden Flüssigkeit vermittelst ihres lebendigen Tonus zusammenziehn. Diese Verengerung des Lumens, welche nur eine Folge der Verminderung des Inhaltes ist, können wir eine consecutive, passive nennen. Der erste Impuls dazu ging vom Blute und nicht vom Nervensysteme aus.

d) „Am vierzehnten Tage der Krankheit neigt sich die früher trockene Haut zur Ausdünstung, und alle oberflächlichen Ausmündungen des Körpers scheinen sich zu öffnen und vom schnürenden Krampfe befreit zu werden" (S. 73). Der allgemeine Schweiß, welcher nun ausbricht, ist, „wenn auch nicht immer die Ursache, doch allerdings ein unaus-

---

ist aber unhaltbar: denn abgesehn von der Frage, ob das Exsudat unter der Epidermis und die Verschiebung der Epidermis die Hautausdünstu g zu hindern im Stande sein würden, ist zu erinnern, daß in sehr vielen Fällen weder Exsudat vorhanden ist, noch die Epidermis abschilfert; und daß die Annahme eines Krampfes der Hautgefäße in diesem Stadium irrig ist, haben wir schon bemerkt.

bleiblicher Gefährte einer allgemeinen Erleichterung aller Krankheitszufälle" (S. 74), d. h. er ist kritisch.

Sind wir im Stande, den kritischen Schweiß zu erklären, d. h. können wir nachweisen, daß und wie in allen regelmäßig verlaufenden Fällen von Typhus dieser Schweiß um dieselbe Zeit eintreten, und daß er mit einem Nachlassen aller Erscheinungen verbunden sein muß?

Wir fragen zuerst, ob sich der kritische Schweiß durch die neuropathologische Theorie aus dem Nervensystem erklären läßt?

Der Schweiß setzt nach Henle eine Excitation der sensibeln Hautnerven voraus. Die erhöhete Erregung dieser Nerven bewirkt antagonistisch eine verminderte Erregung der vasomotorischen Nerven und damit eine Erschlaffung der Kapillargefäße, welche den Schweiß einleitet. Es fragt sich also, durch welchen excitirenden Reiz in diesem Falle die Hautnerven erregt werden. Ein solcher bietet sich uns in der Wärmeanhäufung dar, die im nervösen Stadium des Typhus in der Haut vorhanden ist. Da Henle gezeigt hat, daß die Erzeugung der organischen Wärme und die krankhafte Erhöhung derselben in directer Abhängigkeit vom Nervensysteme steht, so scheint es sogar, daß das Nervensystem selbst die Quelle des Reizes ist, welcher als Ursache des Schweißes angesehn wird.

Wir könnten gegen diese Erklärung des Schweißes aus dem Nervensystem sogleich einwenden, daß die Nerven doch nicht allein für sich die Wärme machen können, sondern daß Nerven und Blut zur Entwicklung der thierischen Wärme nothwendig zusammenwirken müssen: wir wollen aber von diesem Punkte einen Augenblick absehn und uns auf die folgenden beiden Bemerkungen beschränken. Angenommen, die erhöhete Wärme komme aus dem Nervensystem und sie sei der excitirende Reiz, den die Hautnerven nöthig haben, so ist doch

erstens nicht abzusehn, warum der excitirende Reiz der erhöheten Wärme nicht schon z. B. am ersten, oder am dritten oder sechsten Tage der zweiten siebentägigen Periode den allgemeinen Schweiß hervorruft, und warum dies gerade regelmäßig am Ende des vierzehnten Tages nach dem Eintritt des Fieberfrostes geschehn muß? Wenn die Wärme an der Oberfläche des Körpers vom siebenten bis vierzehnten Tage fortwährend stiege, so könnte man annehmen, daß sie erst am vierzehnten Tage denjenigen Grad erreicht hätte, welcher zur Erregung eines allgemeinen Schweißes erforderlich wäre. Nun steigt die Wärme aber nicht von Tage zu Tage im nervösen Stadium des Typhus, folglich ist diese Annahme unzulässig. Es ist ferner

zweitens nicht einzusehn, wie mit und durch eine Excitation der Hautnerven — denn Henle will, wohl verstanden, im Schweiße weiter nichts sehen als ein Zeichen von gelungener Excitation der Hautnerven, und diese Excitation selbst, nicht aber die Schweißabsonderung für das Heilsame halten — ein allgemeines Nachlassen der Krankheitserscheinungen eintreten soll.

Nun ist es aber Thatsache, daß im regelmäßigen Verlaufe des Typhus ein allgemeiner Schweiß am vierzehnten Tage und daß mit diesem Schweiße ein allgemeines Nachlassen der Krankheitserscheinungen eintritt. Diesen Thatsachen gegenüber steht die neuropathologische Theorie rathlos da, und diese ihre Rathlosigkeit liefert den Beweis (wenn es dessen überhaupt bedürfte), daß es unmöglich ist, die organischen Processe, welche wir Krankheiten nennen, aus dem Einen Factor derselben, nämlich aus dem bekannten oder supponirten Mechanismus des Nervensystems einseitig zu construiren.

Wir fragen daher zweitens, ob im Blute der Reiz, das primum movens zu finden ist, welcher in diesem Falle den Mechanismus des Nervensystems in Bewegung setzt. Wir haben anerkennen müssen, daß den Erscheinungen, welche die miasmatisch-contagiösen Krankheiten überhaupt und der Typhus insbesondere darbieten, ein organischer Proceß zum Grunde liegt, welcher wesentlich im Blute verläuft, und diesen Proceß näher bestimmt als einen organisch-chemischen Zersetzungsproceß eines bestimmten Bestandtheils des Blutes, welcher wegen der individuellen Begränztheit des Subjects in einer bestimmten Zeit sein Ende erreichen müsse. Nehmen wir nun an, was uns Niemand wehren kann, daß bei Gelegenheit dieses Processes Zersetzungsproducte gebildet werden, welche sich in dem Maaße, wie der Proceß fortschreitet, in größerer Menge im Blute anhäufen und dasselbe verunreinigen, so versteht es sich ganz von selbst, daß dieser Proceß mit Ausscheidungen aus dem Blute endigen müsse, wenn die normale Mischung des Blutes hergestellt und das Leben erhalten werden soll. Damit ist aber sowohl der Eintritt der kritischen Ausscheidung nach einem überall gleich langen Verlauf des Processes (beim Typhusprocesse am vierzehnten Tage), als auch das Nachlassen aller Erscheinungen als unmittelbare und nothwendige Folge der Reinigung des Blutes durch die kritische Ausscheidung genügend erklärt. Wollen wir uns außerdem noch Rechenschaft geben, wie die kritische Ausscheidung zu Stande kommt, so können wir uns nun mit Nutzen des angenommenen Mechanismus der Nervenwirkungen bedienen. An dem nöthigen excitirenden Reize fehlt es nicht. Es ist das Nächste und Natürlichste, anzunehmen, daß der mit dem Blute circulirende Auswurfsstoff, wenn er bis zu einer gewissen Menge angesammelt ist, selbst der Reiz wird, welcher die sensibeln Nerven excitirt, worauf denn die vasomotorischen Nerven die Kapillargefäßwände erschlaffen und ihn herauslassen müssen.

Manchmal reicht Ein Schweißausbruch von ungefähr zwölfstündiger Dauer zur Entfernung aller schädlichen Materie hin; in andern Fällen wiederholen sich die Schweißausbrüche mehrere Male im Verlaufe der dritten Woche, welche daher auch das Stadium der Krisen genannt werden kann. Von der regelmäßigen vierzehntägigen Dauer des Typhusprocesses kommen Abweichungen vor, in welchen auch eine gewisse Regelmäßigkeit herrscht und welche die Gültigkeit der Ansicht, die wir uns von der Ursache des typischen Verlaufes des Typhus gebildet haben, keineswegs beeinträchtigen. Der Typhusproceß kann erfahrungsmäßig schon am neunten und eilften Tage abgelaufen sein und dann treten die kritischen Schweiße schon an diesen Tagen ein. Die Dauer des Processes kann sich unter dem Einfluß störender Umstände bis zum siebenzehnten Tage verlängern. Auch der Ausgang der Krankheit durch Lysis steht mit der Annahme, daß Ausscheidungen aus dem Blute zur Wiederherstellung der normalen Blutmischung nothwendig sind, nicht im Widerspruch. Der Ausgang durch Lysis schließt die Ausscheidungen nicht aus; dieselben geschehen nur unmerklicher und allmälig: daher ist auch die Rückkehr des Kranken zur Gesundheit in diesen Fällen nicht so rasch, kann aber am Ende ebenso vollständig sein, wie beim Ausgange durch Krise.

Hiermit scheint mir der Eintritt des kritischen Schweißes im Typhus vollständig und ungezwungen aus dem Blute erklärt. Die Annahme der Nothwendigkeit einer Ausscheidung zur Wiederherstellung der normalen Blutmischung ist eine gerade Folgerung derjenigen Ansicht, welche wir uns über die Natur des Typhusprocesses zu bilden gedrungen worden sind.

So hätten wir denn mit Hülfe der neuesten uns zu Gebote stehenden physiologischen und pathologischen Untersuchungen, unter steter und strenger Berücksichtigung der Thatsachen — die alte schon todt gesagte hippokratische Krisenlehre von Neuem begründet, und die Ansprüche der neuropathologischen Theorie dieser Lehre gegenüber in die gebührenden Schranken zurückgewiesen. Wie jetzt die Sachen stehn, scheint die neuropathologische Theorie nur dazu berufen, diese Lehre zu ergänzen, nicht aber sie zu ersetzen.

c) Wir haben noch ein Wort hinzuzufügen über die verschiedenen entzündungsähnlichen Erscheinungen der äußern Haut und der Schleimhäute, welche dem Typhus und den miasmatisch-contagiösen Krankheiten überhaupt eigen sind, und welche man unter dem Namen der äußern und innern Exantheme zusammenzufassen pflegt. Im Einklange mit allen ältern und neuern Beobachtern und Pathologen haben wir dieselben bereits für secundäre Erscheinungen, nämlich für Ablagerungen aus der durch die inficirende Materie alterirten Blutmasse erklärt. Dies gilt von sämmtlichen Exanthemen der äußern Haut und unter den Affectionen der Schleimhäute auch namentlich von denen der Darmschleimhaut. Zweifelhaft bin ich nur über die katarrhalisch-entzündlichen Erscheinungen, welche in den acuten Exanthemen auf der Schleimhaut der Luftwege beobachtet werden. Ich neige mich zu der Ansicht, daß alle Ansteckung in den miasmatisch-contagiösen Krankheiten nur durch die Schleimhaut der Luftwege geschieht. Ist die inficirende Materie gasförmig, so wird sie in den Lungenbläschen mit der atmosphärischen Luft rasch in die Kapillargefäße übergehn. Für den

Fall aber, daß sie aus festen Partikeln besteht, müssen dieselben in dem ganzen Tractus der Schleimhaut der Luftwege hängen bleiben und sich in der Feuchtigkeit auflösen, um in aufgelöstem Zustande in das Blut aufgenommen zu werden. Man muß daher die Möglichkeit zugeben, daß die diffusen katarrhalisch-entzündlichen Erscheinungen, welche z. B. im Typhus auf dieser Schleimhaut vorkommen, auch primär von einer reizenden Einwirkung der inficirenden Materie bei ihrem Durchgange in das Blut herrühren können. Ich glaube dagegen, daß von der unverletzten Epidermis gar kein Ansteckungsstoff aufgenommen wird, und halte alle in der äußern Haut auftretenden Entzündungen in diesen Krankheiten für secundär. Die Bildung des marmorirten Ansehns der Haut und der kleinen Extravasate im Typhus hat Hildenbrand an der oben angeführten Stelle schon sehr gut geschildert. Alle äußern Exantheme in den miasmatisch-contagiösen Krankheiten kann man als (Extravasate und) Exsudate bezeichnen. Eben so gewiß ist die Masse, welche so gewöhnlich im Typhus in den Follikeln des Darmkanals auftritt, eine Ablagerung aus dem Blute und mit dem allgemeinen Namen eines Exsudates zu belegen. Diese Masse organisirt sich: denn J. Vogel (Pathol. Histologie) hat Zellenbildung darin beobachtet und abgebildet. Siehe die Beschreibung der Stadien, welche „das markige Typhusgebilde" durchmacht, bei Rokitansky.

Bekanntlich kommt es in den miasmatisch-contagiösen Krankheiten nicht immer zur Bildung von innern oder äußern Exanthemen. Der Proceß kann lediglich im Blute verlaufen, ohne Ablagerungen in die häutigen Ausbreitungen des Körpers nöthig zu haben. Diese Fälle sind aber die Ausnahmen; in der Regel bildet der Krankheitsproceß Producte, welche in die äußere Haut oder in die Schleimhaut niedergelegt werden. Die Frage, ob diese Ausscheidungen nicht schon als ein Theil der Krise zu betrachten sein möchten, kann man bejahen, ohne dadurch die Nothwendigkeit noch anderer Ausscheidungen aus dem Blute zur Wiederherstellung der normalen Mischung desselben in Abrede zu stellen. Man kann das Exsudat der Exantheme sogar für das Hauptproduct des im Blute verlaufenden Zersetzungsprocesses halten, dabei aber die Bildung von Nebenproducten zugeben, welche im Blute zurückbleiben und deren Ausscheidung durch die normalen Secretionsorgane nach vollendetem Ablaufe des Processes zur Wiederherstellung der Gesundheit unerläßlich ist.

6. Ergebniß für die Pathologie.

Blicken wir jetzt auf die Punkte zurück, welche wir im Gange unserer Betrachtung zur speciellen Pathologie des Typhus nach einander erörtert haben, so sehen wir, daß es uns gelungen ist, den realen Grund oder das Wesen dieser Krankheit wenigstens annäherungsweise zu erschließen, das gegenseitige Verhältniß der in der Einleitung empirisch aufgezählten charakteristischen Symptome zu bestimmen, und sie unter einem gemeinschaftlichen Gesichtspunkte zusammenzufassen. In dem unter den charakteristischen Symptomen als No. 3. aufgezählten Punkte (der eigenthümlichen Mischungsveränderung des Blutes) haben wir bei näherer Betrachtung das Wesen der Krankheit gefunden, dasselbe im Allgemeinen als einen im Blute verlaufenden organischen Proceß bezeichnet und näher bestimmt als

> einen durch äußere Einwirkung erregten organisch-chemischen Zersetzungsproceß eines bestimmten Bestandtheils des Blutes, welcher wegen der individuellen Begränztheit des Subjects in einer bestimmten Zeit

verlaufen, und welcher zur Wiederherstellung der normalen Blutmischung mit Ausscheidungen der Zersetzungsproducte endigen müsse.

Für Producte dieses Processes wurden auch die Exantheme der äußern Haut und der Darmschleimhaut erklärt. Die Art und Weise, wie dieser Proceß durch äußere Einwirkung erregt wird, wurde durch die Vergleichung der Ansteckung mit der Verbreitungsweise des Verbrennungsprocesses erläutert. Wenn wir jede Alteration des Blutes, welche nicht in letzter Instanz durch das Nervensystem bewirkt, sondern durch äußere Einflüsse (ingesta) entstanden ist, eine primäre, dem Nervensysteme gegenüber, nennen wollen, so wurde also die Alteration des Blutes im Typhus als eine primäre erkannt. Die Alteration der Centraltheile des Nervensystems erschienen dagegen als secundär, d. h. als Folgen der Alteration des Blutes. Diese Alterationen waren: die Affection des Rückenmarks, welche wir Fieber nennen, und die eigenthümliche typhöse Affection des Gehirns.

So ist also der Zusammenhang der charakteristischen Symptome des Typhus mit dem ihnen zum Grunde liegenden organischen Processe einigermaaßen gedeutet.

Die Ansicht, welche wir uns von dem organischen Processe des Typhus gebildet haben, gilt, mutatis mutandis, für die miasmatisch-contagiösen Krankheiten überhaupt. Allen diesen Krankheiten liegt ein Proceß zum Grunde, welcher wesentlich im Blute verläuft.

Die charakteristischen Symptome der Krankheit werden dadurch, daß man ihren Zusammenhang mit dem realen Grunde mit größerer oder geringerer Deutlichkeit erkannt hat, meiner Meinung nach nicht zu wesentlichen Erscheinungen des Processes. Ich möchte hier noch bestimmter den schon in der Einleitung angedeuteten Gedanken auszusprechen, daß die charakteristischen Symptome der Krankheit etwas von den wesentlichen Erscheinungen des organischen Processes, welcher der Krankheit zum Grunde liegt, Verschiedenes sind. Mich dünkt, daß die wesentlichen Erscheinungen des Krankheitsprocesses von der Pathologie gar nicht vollständig ausgemittelt werden können, sondern, daß die Bestimmung derselben vielmehr Sache der organischen Chemie und der organischen Physik ist. Denn die wesentlichen Erscheinungen des Processes sind nichts anders, als die materiellen Veränderungen, welche der Proceß zu Wege bringt, und in denen der Proceß besteht. Diese müssen physikalisch gemessen und durch chemische quantitative und qualitative Analyse bestimmt werden. So müßte für den Typhus vor allen Dingen derjenige nähere Bestandtheil des Blutes, in dessen Zersetzung unserer Voraussetzung zufolge der Typhusproceß besteht, bekannt d. i. chemisch charakterisirt sein. Nun sind aber erst kürzlich in der quantitativen Analyse der nähern Bestandtheile des Blutes in Krankheiten die allerersten Anfänge gemacht. Ferner müßte die organische Physik erst die Frage nach dem Ursprunge der thierischen Wärme [1]) gelöst haben, wenn die Pathologie im Stande sein soll, sich über eine der wichtigsten, ja wahrscheinlich die allerwichtigste Erscheinung der acuten Krankheitsprocesse, die Erhöhung der Eigenwärme, genügende Rechenschaft zu geben.

---

[1]) Die Aufklärung dieser Frage, und eine (wo möglich) experimentelle Aufklärung der Physiologie der vasomotorischen Nerven sind für den weitern Fortschritt der rationellen Pathologie meiner Meinung nach die beiden dringendsten Bedürfnisse. Beiträge zur Lösung dieser Fragen kann die Pathologie liefern: wegen der Entscheidung derselben muß sie aber an die höheren Instanzen der organischen Physik und der Physiologie appelliren.

Die einzigen beiden Punkte, in denen wir unter diesen Umständen wesentliche Erscheinungen des dem Typhus zum Grunde liegenden organischen Processes mit Sicherheit vermuthen können, sind: die Erhöhnng der Eigenwärme und der Schweiß, mit dem Producte des Processes aus der Blutmasse ausgeschieden werden.

Wir erkennen hier also die Gränze unserer Kenntnisse, deren Ueberschreitung zur Zeit nicht in unserer Macht steht, und deren weitere Hinausrückung von andern Disciplinen als von der Pathologie erwartet werden muß.

B. Zur Therapie.

Lassen sich aus der so eben entwickelten Ansicht über die Natur des organischen Processes, welcher den miasmatisch-contagiösen Fiebern (Pyrexien, Andral) überhaupt und dem Typhus insbesondere zum Grunde liegt, Folgerungen ziehen über die Art und Weise, wie man diesen Proceß aufheben könne? Mit andern Worten: Läßt sich aus der (rationellen) Pathologie des Typhus, so wie sie da it, die (rationelle) Therapie desselben deduciren?

Wir haben den organisch-chemischen Zersetzungsproceß eines nähern Bestandtheils des Blutes, welchen wir für iede Pyrexie annehmen, durch die Analogie eines anorganisch-chemischen Zersetzungsprocesses, des Verbrennungsprocesses, zu erläutern gesucht. An dem Verbrennungsprocesse ist uns die merkwürdige Eigenschaft desselben aufgefallen, daß er einer unbegränzten Verbreitung fähig ist, und wir haben vermuthet, daß diese unbegränzte Ausdehnungsfähigkeit des Processes in dem Umstande begründet sein möchte, daß der Proceß selbst beständig Wärme producirt. Die stets erneuerte Wärmeproduction schien uns zur Fortdauer des Processes nothwendig und die Ursache der Fortdauer zu sein. Ich sehe jetzt, daß dies bei den Chemikern eine ausgemachte Sache ist. Die meisten Körper müssen vorgewärmt werden, damit sie verbrennen, d. h. damit ihre Bestandtheile mit dem Sauerstoff Verbindungen eingehn können. Hält man das brennende Ende eines Holzspahns nach unten, so daß die aufsteigende Flamme den noch nicht brennenden Theil erwärmt, so theilt sich der Proceß rasch dem ganzen Spahne mit; hält man das brennende Ende nach oben, so erlischt der Proceß. In Mitscherlich's Lehrbuch der Chemie, welches mir gerade zur Hand ist, finde ich folgende Stelle:

„Bläst man ein Licht aus, oder löscht man ein brennendes Feuer mit Wasser aus, so ist es der kalte Luftstrom oder das kalte Wasser, welche die Temperatur der brennenden Substanz so erniedrigen, daß sie nicht mehr fortbrennen kann; so erlöscht brennendes Eisen in der Luft, weil ihm durch den Stickstoff zuviel Wärme entzogen wird; so verlöscht eine brennende Kohle, wenn man sie auf ein kaltes Eisen legt; auch Gasgemenge, welche angezündet heftig abbrennen, können nicht zum Fortbrennen gebracht werden, wenn sie mit andern Gasarten gemengt worden sind, durch welche sie unter die zu ihrer Verbindung nothwendige Temperatur erkaltet werden."

Hieraus ist es klar, daß der Verbrennungsproceß durch Wärmeentziehung ausgelöscht wird.

Nun hat aber der den Pyrexien zum Grunde liegende organisch-chemische Zersetzungsproceß auch das mit dem Verbrennungsproceß gemein, daß er eine hohe Temperatur entwickelt [1]). Sollte diesem Processe vielleicht auch zu

[1]) Wir können mit Henle anerkennen, daß Wärmeerhöhung immer gleichzeitig mit erhöheter Erregung der Nerven beobachtet werde, und uns doch dabei die Meinung erlauben, daß der Reiz, welcher die Nerven erregt, vielleicht mehr zur Ent-

seiner Fortdauer, oder was dasselbe ist, zu seiner weitern Verbreitung die hohe Temperatur nothwendig sein?

Wenn dies der Fall ist, so muß es gelingen, diesen Proceß ebenso wie den Verbrennungsproceß durch Wärmeentziehung auszulöschen.

Dies wird um so leichter und sicherer gelingen, je weniger Zeit seit der Ansteckung verflossen ist, je geringer also die Ausdehnung ist, welche der Zersetzungsproceß in der Blutmasse gewonnen hat. Plötzliche und rasch wiederholte Wärmeerniedrigungen des Körpers möchten daher wohl in den ersten Tagen nach geschehener Ansteckung den Proceß, welcher den Pyrexien zum Grunde liegt, ersticken und dadurch die weitere Verbreitung desselben im Blute abschneiden können. Hat aber der Proceß schon die ganze Menge des im Blute vorhandenen Stoffes, welcher ihm zur Nahrung dient, ergriffen, so wird wohl von Auslöschen nicht mehr die Rede sein können [1]).

---

wicklung der Wärme beiträgt, als die Nerven selbst. Der Reiz, welcher die Nerven erregt, ist in den Pyrexien der im Blute verlaufende Proceß, dem wir gewiß einen bedeutenden Antheil an der ungemeinen Wärmeentwicklung zuschreiben dürfen, welche diese Krankheiten auszeichnet, und nach welcher sie schon von den Griechen benannt wurden (Auch bei uns nennt das Volk das Fieber „Hitze"). Schon oben verwahrten wir uns gegen die Ansicht, der auch Henle keineswegs huldigt, daß die Nerven die Wärme machen, und bedienten uns, um einen Mittelweg einzuschlagen, des allgemeinen Ausdrucks, daß die Wechselwirkung zwischen Nerven und Blut zur Erzeugung der thierischen Wärme unentbehrlich sei. Damit ist nun freilich nicht viel gesagt — aber wer kann mehr sagen als er weiß? Daß wir von diesem Gegenstand nicht mehr wissen, ist nicht die Schuld der Pathologie, welche im Dunkeln tappt, weil die Hülfswissenschaften, die ihr den Weg erleuchten sollten, sie im Stich lassen.

[1]) Dies versteht sich von selbst auch für den Fall, wenn eine Ablagerung eines Zersetzungsproducts in die Peyer'schen Follikel bereits erfolgt ist.

Gesetzt, wir kommen zum Hemmen der Weiterverbreitung zu spät, weil der Proceß schon Alles ergriffen hat, so haben wir unser Augenmerk auf einen andern Punkt zu richten, der uns ebenfalls durch die Beobachtung der Natur des im Blute verlaufenden Processes deutlich angezeigt wird. Dieser Proceß bildet Zersetzungsproducte, welche das Blut verunreinigen, und nach Beendigung desselben durch eines der gewöhnlichen Aussonderungsorgane, die Schweißdrüsen, ausgeschieden werden. Wir können also nichts Bessers thun als Schweiß erregen: denn dadurch werden wir die Ausscheidung, wenn sie vielleicht wegen zu geringer Menge des Auswurfstoffs oder aus irgend einer andern störenden Ursache zögert, befördern und die normale Blutmischung sicher und vollständig herstellen.

Am allerbesten würde es sein, wenn wir Ein Mittel besäßen, welches die beiden sich aus der Natur des Processes ergebenden Zwecke der Behandlung zugleich erfüllte, ein Mittel, mit welchem wir nicht allein Wärme entziehn, sondern auch Schweiß erregen könnten, so daß in allen Fällen, wo die Erfüllung des ersten Zweckes nicht mehr zum Ziele führte, dieses Ziel doch durch die Erfüllung des zweiten Zweckes sicher erreicht würde.

Dieses Mittel würde den höchsten Ansprüchen genügen, welche man an ein Mittel machen kann, und zugleich Alle andern Mittel vollständig überflüssig machen.

Hiermit ist die im empirischen Theile dargelegte Behandlung des Typhus, soweit es bei dem gegenwärtigen Stande der Heilwissenschaft möglich ist, als eine rationelle nachgewiesen.

Wir wissen nicht allein durch Erfahrung, daß wir Wärme entziehn und Schweiß erregen müssen, um den Typhus zu heilen, sondern wir sehen nun ein, daß und wie Wärmeentziehung und Schweißerregung den organischen Proceß, welcher dem Typhus zum Grunde liegt, aufheben und beendigen müssen. Die empirisch-zweckmäßige Behandlung ist eine rationell-zweckmäßige geworden.

Es ist nun auch keinem vernünftigen Zweifel mehr unterworfen, daß alle Pyrexien, d. h. alle miasmatisch-contagiösen Krankheiten, durch dasselbe Mittel wie der Typhus geheilt werden müssen.

Ja es ist im hohen Grade wahrscheinlich, daß überhaupt alle fieberhaften Krankheiten, in denen die Ursache des Fiebers eine primäre Alteration des Blutes ist, durch bloße Wasseranwendung zum Zweck der Wärmeentziehung und der Schweißerregung geheilt werden. Zu diesen Krankheiten nehme ich nun keinen Anstand mehr, auch die Entzündungen zu zählen.

Als ich in der ersten Hälfte dieses Theils die Grundzüge der Behandlung der Entzündungen entwarf, war ich über die Natur des Entzündungsprocesses viel zweifelhafter, als ich es jetzt bin, nachdem ich meine Gedanken über den Proceß der Pyrexien geordnet habe. Es bieten sich folgende Punkte dar, in denen der Entzündungsproceß mit dem Proceß der Pyrexien übereinstimmt:

Der Entzündungsproceß ist mit Wärmeerhöhung verbunden.

Eine quantitative Veränderung der nähern Bestandtheile des Blutes (eine Alteration) ist in diesem Processe unzweifelhaft nachgewiesen.

Dieser Proceß hat keine unbestimmte Zeitdauer, sondern einen acuten Verlauf.

Er ist stets mit örtlichen Ablagerungen (Exsudatbildung) verbunden, und

Er endigt außerdem mit kritischen Ausscheidungen durch eines der gewöhnlichen Excretionsorgane.

Die Uebereinstimmung, welche der Entzündungsproceß in so wichtigen Punkten mit dem Proceß der Pyrexien darbietet, berechtigt uns, nun auch das gegenseitige Erregungsverhältniß des Blutes und Nervensystems im Entzündungsproceß analog dem für den Proceß der Pyrexien gefundenen Verhältniß zu denken. Den Entzündungssymptomen muß ein organischer Proceß zum Grunde liegen, dessen Sitz und Verlauf im Blute ist. Die Alteration des Blutes in den Entzündungen ist nur anderer Art, als die Alteration des Blutes in den Pyrexien, sie ist aber gewiß ebenso wie in den Pyrexien eine primäre; der Reiz, welcher die Nerven erregt, ist im Blute zu suchen, geht von dem Gefäßinhalte aus. Die Erregung der Nerven ist also eine secundäre zu nennen; die Affection des Rückenmarks, das Fieber, welches die Entzündungen begleitet, ist Folge der Alteration des Blutes. Ob sich diese Ansicht auch für die Entzündungen, welche in Folge von äußern Verletzungen z. B. Wunden entstehn, durchführen lasse, ist mir noch nicht klar. Für alle selbstständigen Entzündungen innerer Organe aber, z. B. Pneumonie, Peritonitis u. s. w. und für den acuten Rheumatismus, muß ich mich nunmehr entschieden gegen die neuropathologische Theorie erklären.

Ebenso ist es, was die Behandlung betrifft, für die Entzündungen wahrscheinlich, daß sie im Beginn durch Wärmeentziehung abzuschneiden, und daß sie, nach geschehener Exsudation, wo es widersinnig wäre, noch abschneiden zu wollen, durch Beförderung der Krise durch Wasseranwendung allein zu heilen sind.

Wenn auch meine Ansicht über die Natur des Processes, der den Pyrexien zum Grunde liegt, und über die Wirkungsweise der Wärmeentziehung und der Schweißerregung in diesen Krankheiten in sich selbst hinreichend gestützt ist, um der Stütze älterer Autoritäten entbehren zu können, so will ich doch nicht unterlassen, hier einige Stellen aus zwei ältern Schriftstellern über die Typhusbehandlung mitzutheilen, in denen Andeutungen dieser Ansicht nicht zu verkennen sind. Es hat freilich bisher Niemand die von mir entwickelte Ansicht aus ihnen herausgelesen [1]); es steht aber Manches in alten Büchern, was man aus ihnen nicht heraus versteht, ohne es durch eigenes Nachdenken gefunden zu haben. Es gereicht mir zur besondern Freude, Currie, den Vater der wissenschaftlichen Begründung der Wasserheilkunde, und Hufeland, den uneigennützigen Beförderer derselben, als diese beiden Autoren anführen zu können. Currie hielt den Schweiß freilich nicht für eine Krise im hippokratischen Sinne, sondern glaubte ihn von der Natur nur zum Zweck der Wärmeverminderung veranstaltet; er hat aber doch am Schluß seines Werkes (II. 245—251) ganz bestimmt die Ansicht niedergelegt, daß das Fieber nicht anders als durch Wärmeentziehung geheilt werden könne. „Ob ich gleich weit davon entfernt bin, sagt er, zu glauben, daß das Fieber seinem Wesen nach blos in einer Reihe von Phänomenen besteht, die ursprünglich durch eine Anhäufung von Wärme im Organismus bedingt ist, so ist es doch gewiß, daß sich dies Symptom allemal von Anfang an mehr oder weniger einfindet, und niemand wird, wie ich hoffe, jetzt läugnen können, daß eine plötzliche Minderung von Wärme, ohne daß dabei die Kräfte geschwächt werden, wenn sie frühzeitig angestellt wird, oft,

---

[1]) Der Uebersetzer von Currie's II. Theile F. H. Hegewisch hatte sogar große Lust (S. 245 Anmerkung), den ganzen hierhergehörigen Passus wegzulassen.

wenn nicht immer, das Fieber unmittelbar stille stehen heißt. Dies geschieht durch die kalte Affusion, die so wenig schwächend ist, daß sie vielmehr als eine roborirende Potenz angesehn werden muß, durch deren plötzlichen allgemeinen Reiz die krankhafte Strictur der Haut gehoben, und diejenige Thätigkeit derselben wiederhergestellt wird, welche die Wiederanhäufung der krankhaften Hitze verhindert (die Schweißabsonderung). Zu gleicher Zeit scheint es die eigentlichen Fieberbewegungen kräftig zu unterbrechen. Wenn auch die krankhafte Hitze nicht als die Quelle des Fiebers anzusehn ist, so wird es doch einleuchten, daß kein Mittel das Fieber hemmen kann, wenn es die Production der krankhaften Hitze fortdauern läßt."

Currie behauptete ganz consequent weiter, daß diejenigen Mittel, welche außer dem Sturzbade noch in dem Rufe ständen, das Fieber in den ersten Tagen abschneiden zu können, nämlich Brechmittel, schweißtreibende und Blutentziehungen, diese Wirkung nur dadurch hervorbringen könnten, daß sie direct oder indirect die Hitze verminderten; er fand auch durch Messung, daß Brechmittel eine Verminderung der Eigenwärme zur Folge haben.

In demselben Sinne muß ich behaupten, daß, wenn die von mir über den Typhusproceß entwickelte theoretische Ansicht wirklich, wie ich fest glaube, streng richtig ist, dann auch alle Mittel, die überhaupt im Typhus etwas geholfen haben, nur dadurch geholfen haben, daß sie Wärme entzogen und kritischen Schweiß erregten. Schon beim Studium von Hildenbrands Werk (S. 201—209) stieg mir die Vermuthung auf, daß die von ihm im nervösen Stadium so gerühmten Mittel: Blasenpflaster, Kampher und die ekelerregende Arnica nur dadurch helfen, daß sie die Hautkrise beförderten; jetzt ist mir die Richtigkeit dieser Vermuthung unzweifelhaft.

Hufeland (Kriegspest S. 123) stellte folgende Vorschriften für die Typhusbehandlung auf:

Vermindere und unterdrücke möglichst den Entwicklungsproceß des Contagiums im Organismus (Kälte).

Suche den giftigen Stoff durch die Haut zu verflüchtigen (Diaphorese).

Und vergiß nicht, daß er große Neigung hat, bei allem entzündlichen Anschein, einen nervös-asthenischen Zustand hervorzubringen (d. h. Laß nicht, oder nur mit großer Umsicht, zur Ader).

Aus folgender Stelle (S. 131 f.) kann man ganz bequem die Ansicht herauslesen, daß die Wärmeentziehung das einzige Mittel sei, welches man ein specifisches in dieser Krankheit nennen könne, weil es dem organischen Fermentationsprocesse, in dem das Wesen jeder contagiösen Fieberkrankheit bestehe, direct entgegenwirke.

„Die Kälte und die freie, immer erneuerte Luft bleiben nach den Erfahrungen aller älterer Zeiten und ganz vorzüglich der diesmaligen Epidemie die allgemeinsten und größten Heilmittel in dieser Krankheit, die einzigen, die man Specifica nennen kann, weil sie der Krankheit als bestimmter Krankheit, als eigenthümlichem Giftproduct zukommen. Die Kälte wirkt hier weder allein als entzündungswidriges, noch als erregendes Mittel, ungeachtet diese Nebenwirkungen keineswegs ausgeschlossen sind; sondern ihre Hauptwirkung ist die chemische, das Gift selbst und den eigenthümlichen Krankheitsproceß zerstörende. Nur auf diese Weise läßt sich erklären, wie sie bei allen, auch den verschiedenartigsten Modificationen des Fiebers heilsam sein, und wie sie so außerordentliche oft wundervolle Wirkungen hervorbringen konnte. Das Wesen jeder contagiösen Fieberkrankheit ist ein organischer Fermentations- oder Vegetationsproceß; Kälte aber ist das allgemeinste Hemmungsmittel jeder Fermentation, jeder Vegetation. Durch sie wird ein dreifacher Vortheil für den Kranken erhalten, und dadurch eben die außerordentliche und oft so augenscheinliche Besserung erklärbar. Einmal wird durch die Verminderung der innern Wärme die innere Fermentation und sowohl die Kraft als die Wirkung des Giftes auf den Organismus vermindert; zweitens durch die Einwirkung auf die Haut (besonders durch das Medium des Wassers) die Wiedererzeugung desselben, die vorzüglich in der Absonderung der Haut und der Lungen ihren Sitz zu haben scheint, aufgehoben und das Erzeugte zersetzt; und endlich, besonders wenn beständige Erneuerung der Luft damit verbunden wird, auch die den Kranken umgebende Atmosphäre des giftigen Dunstes zerstört, wodurch nicht blos für die Verbreitung des Contagiums, sondern auch für den Kranken selbst der höchste Gewinn entsteht. Denn jeden Kranken muß man sich denken als eingehüllt in eine Wolke von Giftdunst, die er selbst erzeugt, die ihn beständig von Neuem vergiftet, sein Nervensystem immerfort feindselig afficirt und deprimirt, und die innere Giftfermentation unterhält."

Hiermit schließe ich diesen Beitrag zur wissenschaftlichen Begründung der Wasserheilkunde.

Dreimal schon hat die Wasserheilkunde der Heilkunde ihre Dienste angeboten.

Currie kündigte die neue Lehre an, und gab ihr eine vortreffliche Empfehlung mit; sie wurde von Vielen gehört, von Wenigen verstanden und schließlich von Allen vergessen.

Durch Hufeland's Fürsprache versuchte sie zwanzig Jahre später von Neuem, sich Gehör zu verschaffen: Niemand hörte danach hin.

Wiederum nach zwanzig Jahren hat sie zum dritten Male deutsch und derbe durch den Mund eines Laien geredet. Die alte Medicin hat ihr Deutsch nicht verstanden, ihre Rede auch wohl, weil sie einfach war, für einfältig gehalten; sie für eine unwissenschaftliche Routine erklärt, und sie unter dem sonderbaren Namen der „Hydropathie" zusammen mit einer andern -pathie in die Kategorie der Modethorheiten geworfen.

Es ist Zeit, daß man sich verständige: denn hier waltet ein einfaches Mißverständniß. Die Wasserheilkunde ist keine Feindin (wie jene Andere) und will keine Feindin der Heilkunde sein. Sie rühmt sich vielmehr, eine ächte Tochter der alten hippokratischen Medicin zu sein, und verspricht eine mächtige Bundesgenossin ihrer Mutter zu werden.

In der Vermittelung dieser Verständigung habe ich ein Bedürfniß der Zeit zu erkennen geglaubt, und demselben nach Kräften abzuhelfen mich bemüht.

Ich verlasse jetzt Berlin, um mit Unterstützung eines hohen Ministeriums der Medicinal-Angelegenheiten die nächsten drei Monate der Beobachtung der Wasserkuren in Gräfenberg zu widmen. Es ist mein Wunsch, nach meiner Rückkehr an einer in Berlin zu errichtenden Wasserheilanstalt beschäftigt zu werden. Wie dieser Wunsch erfüllt, ob diese Anstalt vom Staate, oder von einem Privatmanne oder von einer Gesellschaft errichtet werde, darauf kommt es mir viel weniger an, als daß er erfüllt werde. Sollten einsichtsvolle Männer diesen Wunsch um der Sache willen, die ich vertrete, beförderungswürdig finden, so mögen sie ihren Beifall nun auch nicht durch Worte allein, sondern durch die That zu erkennen geben.

La théorie ne suffit pas, il faut pratiquer.

MIX
Papier | Fördert gute Waldnutzung
FSC® C083411

Zeitfracht Medien GmbH
Ferdinand-Jühlke-Straße 7
99095 Erfurt, Deutschland
produktsicherheit@kolibri360.de